老いをゆっくりにする 1日1分セルフケア

木村翔太
（きむ先生）

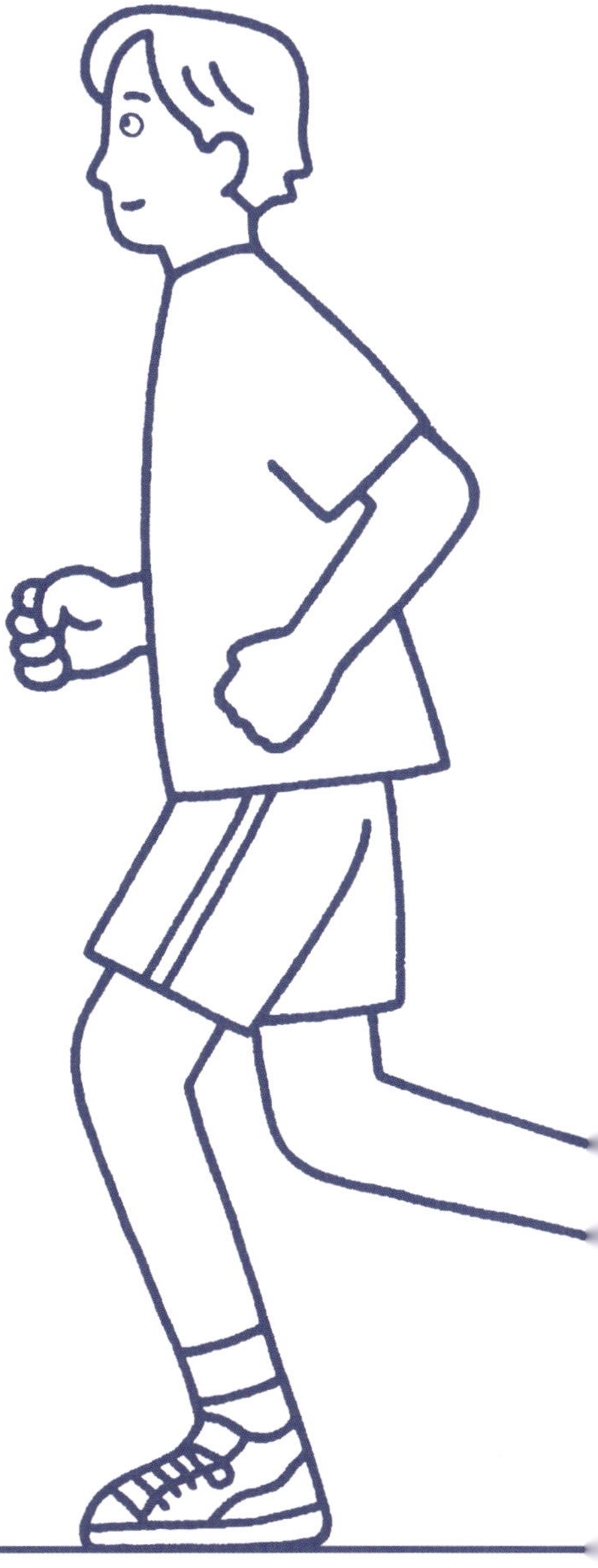

KADOKAWA

人は「老い」から
逃げることはできません。

誰でも平等に、誕生日が来るたびに、
年を取っていきます。

たとえるなら、老化は
「下りエスカレーター」のようなもの。

だんだんと、体がかたくなり、
痛いところも増えていきます。

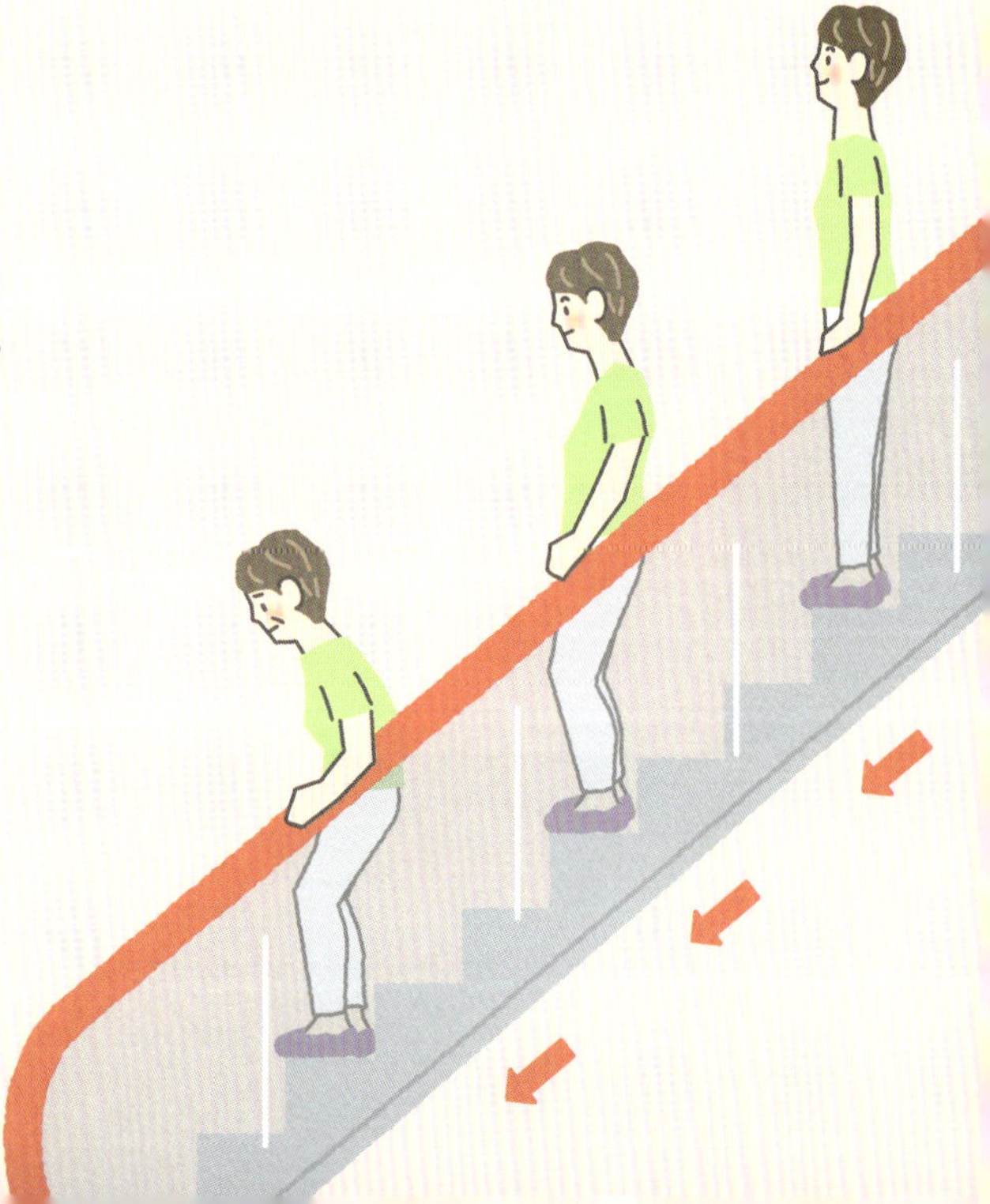

まだ10代だったころ、
徒競走で全力で走っても、息が上がるだけでした。
しかし、大人になったいま、私たちのなかで、
体を痛めずに100メートルを全力疾走できる人が
どれだけいるでしょうか。

次に、この先のことを考えてみましょう。

あなたはいま、元気に歩き回ることが
できているかもしれません。
でも、5年後、10年後……20年後は？
「いまと変わらずに、元気に歩き回れます」と
自信を持って言えますか？

でも、大丈夫です。
安心してください。
老化を止めることはできなくても、
「ゆっくりにする」ことはできます。

老化の「下りエスカレーター」に
乗っていながらにして、
いまいる段から、上の段に
のぼっていくことができるのです。

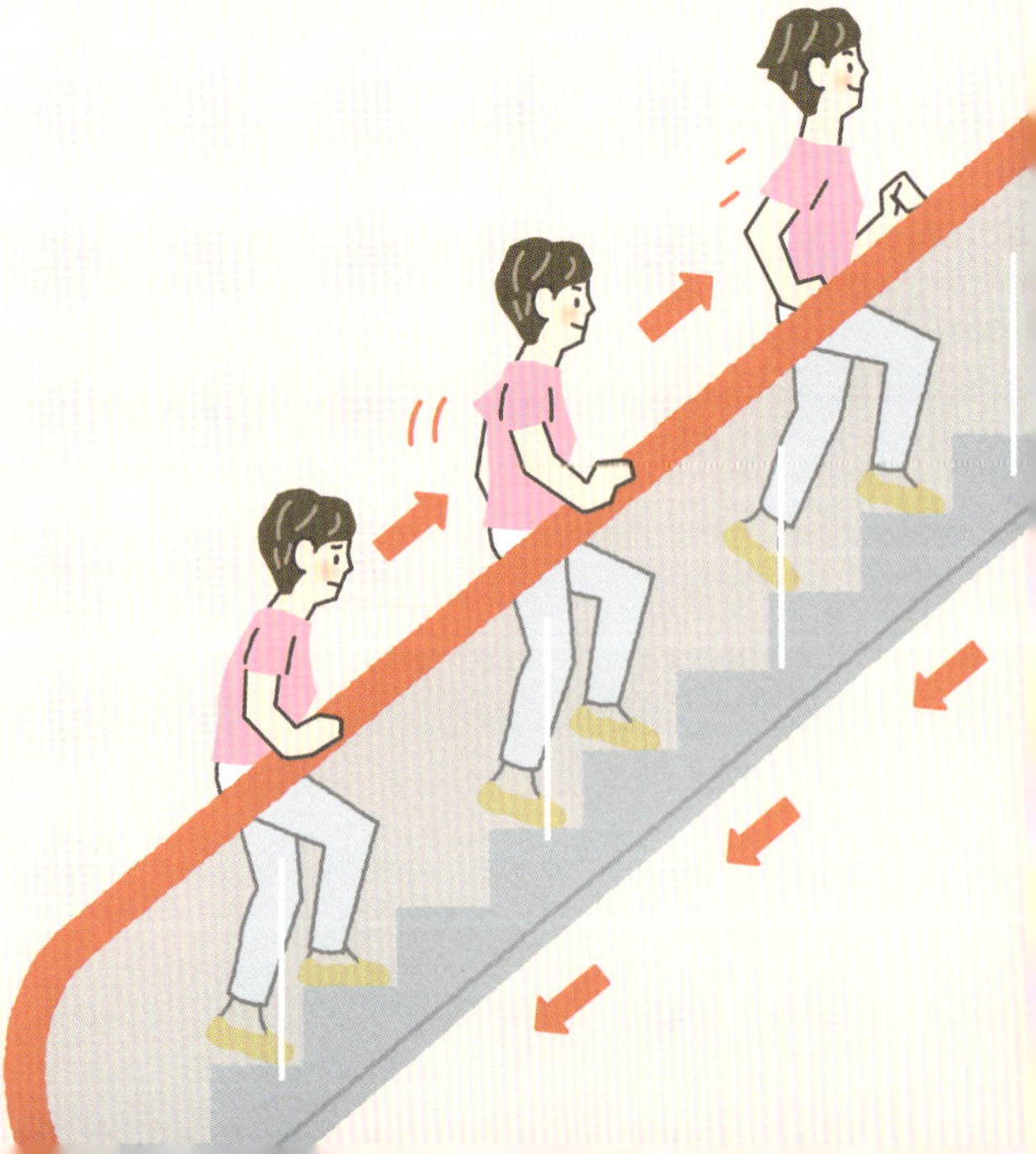

それが、本書で提案する

「1日1分セルフケア」

です。

人間は、動くのをやめたときに
老いが進行してしまいます。
100歳になっても痛みなく動かせる体を目指して、
本書では、かたくなっている**最重要4部位**を
簡単なストレッチなどでほぐしていきます。

そのストレッチしていく最重要4部位とは、次の4か所です。

背骨　股関節　肩甲骨　足首

まず、1背骨は、首（頸椎《けいつい》）からおしりのあたり（尾骨）まで骨どうしが連結してできています。つながっている筋肉や組織も多く、あらゆる部位に影響するため、最優先でケアが必要です。

次に、2股関節は、上半身と下半身、両方の位置に影響を与え、負担が増すと股関節自体の痛みや変形といった症状も出てしまいます。

そして、3肩甲骨。肩関節は肩甲骨と鎖骨、上腕骨がセットになって動くため、腕を動かすには、肩甲骨（土台）がしっかりしていないといけません。肩甲骨まわりの筋肉がかたくなると、肩甲骨自体の動きが悪化し、肩こりや四十肩にも。

最後に、4足首。人が転ばずに歩けるのは、足首が体重を支え、バランスを保つ役割をしているからです。ついケアを忘れがちですが、じつはとても大切な部位なのです。

最重要4部位

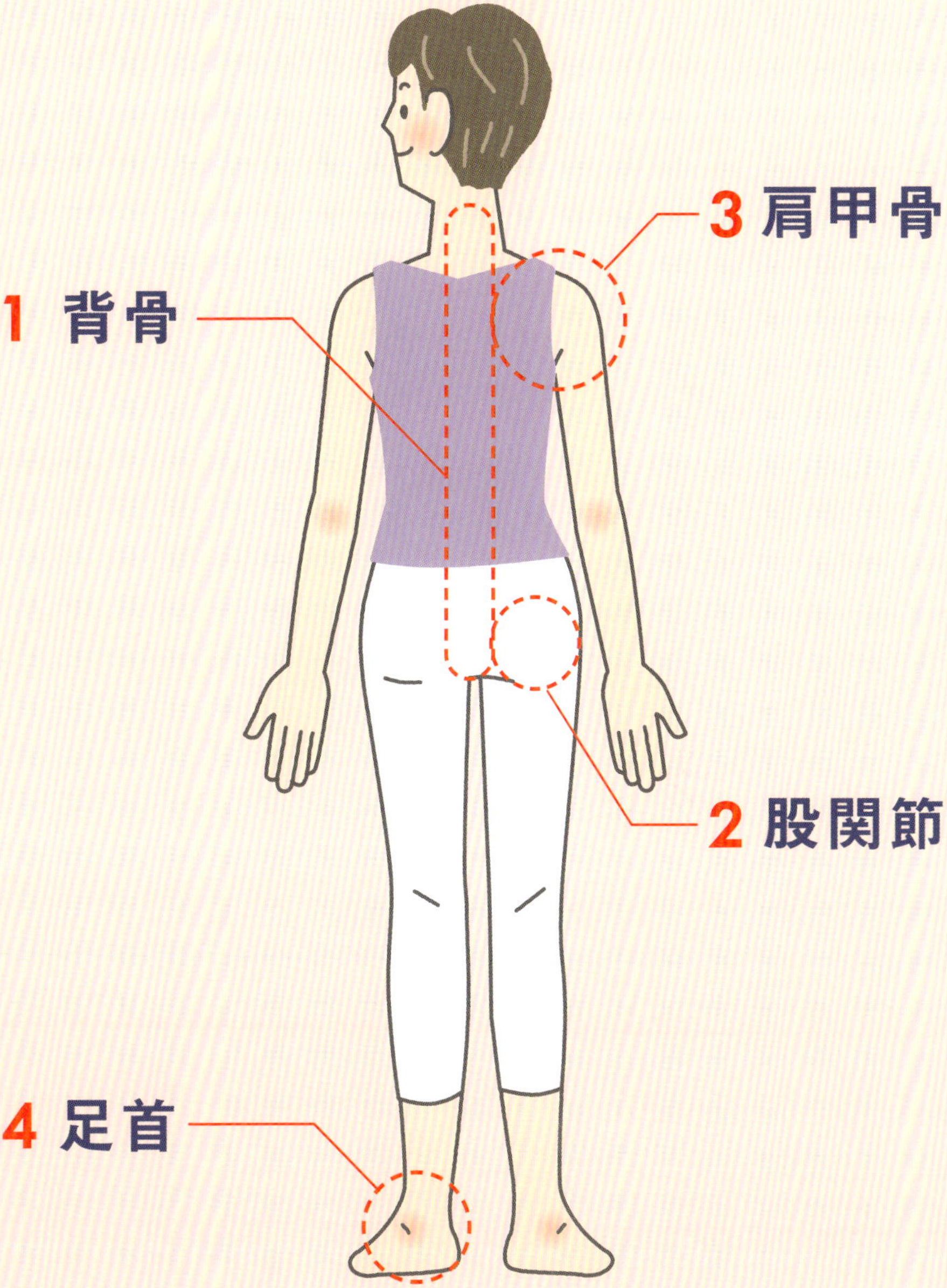

目指すはずばり、

100歳まで動ける体！

体のどこかが痛むと、
それをかばうために別の部位が痛くなり、
その影響で、また別の部位も痛めてしまう……
という悪循環に陥《おちい》ります。
まさに「一事が万事」です。

不自由のない体を長く保つには、
痛みのある部位だけをケアするのではなく、
最重要4部位をケアし続けること
が大切なのです。

高いところにある
物を取る

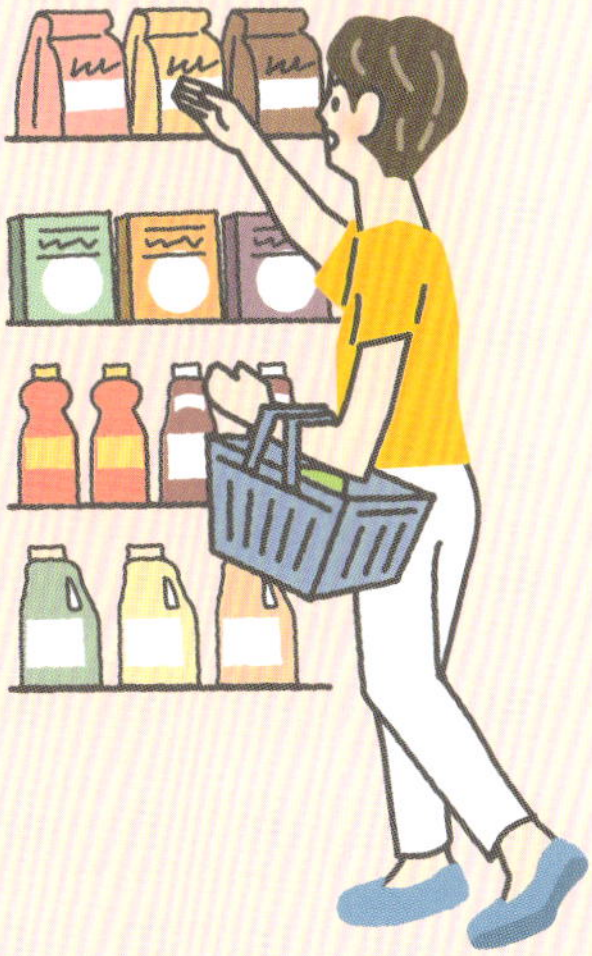

歩く

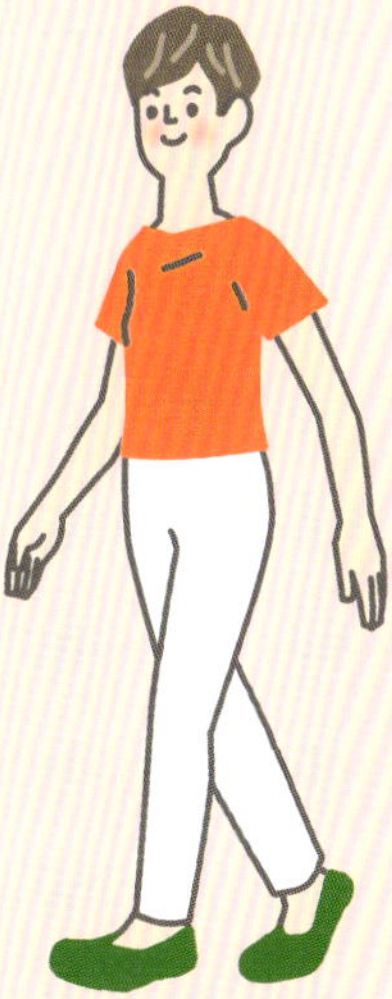

100歳になっても、
不自由なく日常生活を送れる体を
目指しましょう!

荷物を持つ

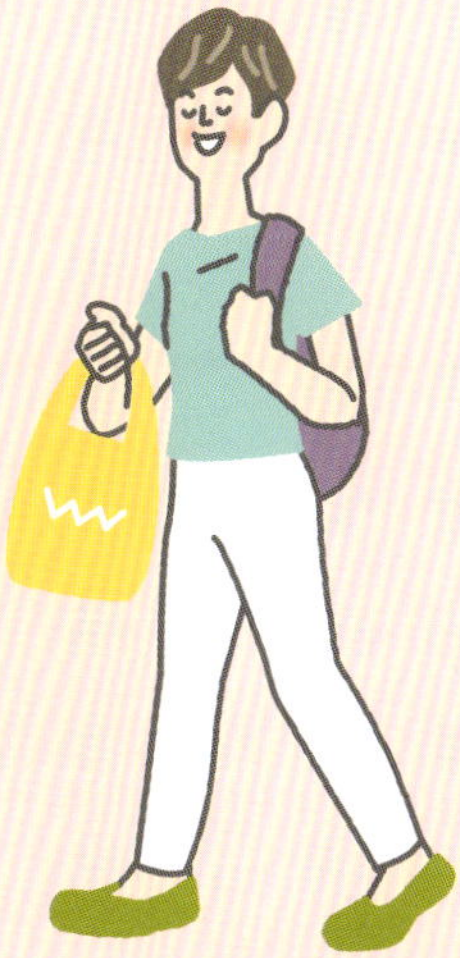

階段をのぼる

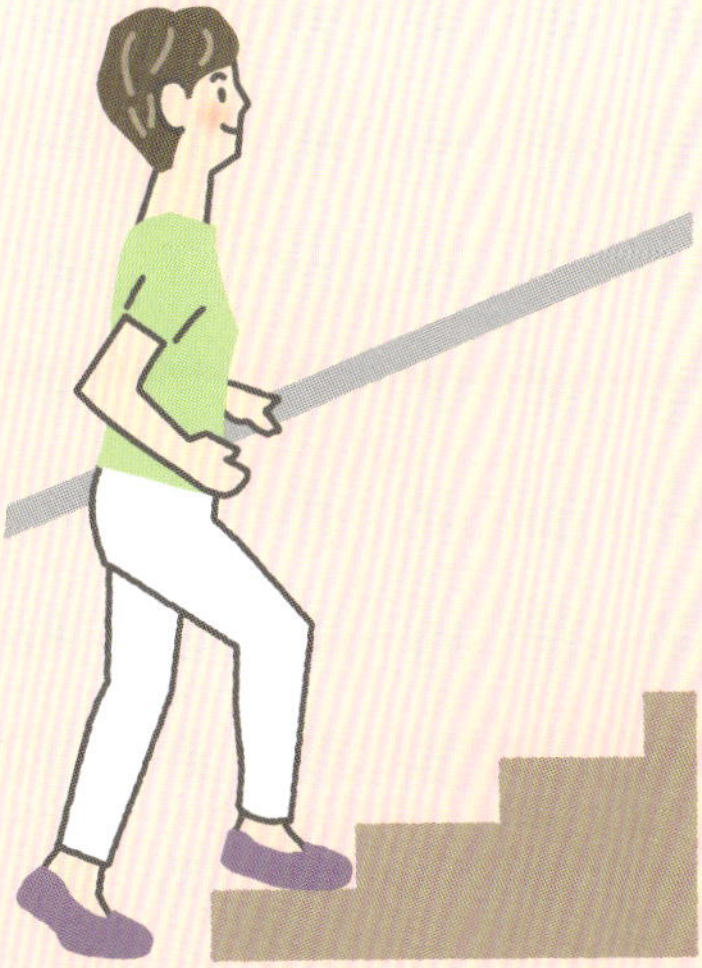

INTRODUCTION

最重要4部位の痛みを放置すると「寝たきり」に!?

なぜ最重要4部位のセルフケアが大切なのか?
ここでは、体の痛みと4部位の関係を見ていきましょう。

背骨

人間は年齢を重ねると、その年月分、普段の姿勢や動き方に応じて体がかたくなります。とくに日常生活で動かす機会の少ない背中部分が、かたくなることが多いです。

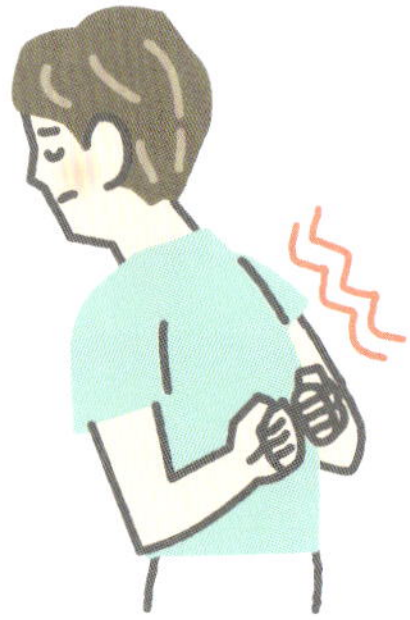

↓

股関節

背中が丸まった状態でかたくなると、それをかばうように股関節で調整した姿勢をとることに。O脚やX脚が引き起こされ、ひざ痛の原因になります。

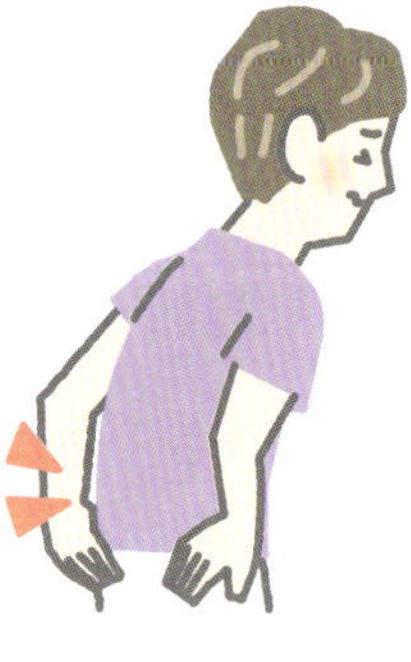

肩甲骨

背中がかたくなった状態で、デスクワークや前傾姿勢の家事などを続けていると、肩甲骨まわりの筋肉までかたくなります。肩甲骨が動かなくなると肩の関節に負担が集中して肩の筋肉が断裂する腱板断裂《けんばんだんれつ》を引き起こし、腕が上がらなくなることも少なくありません。

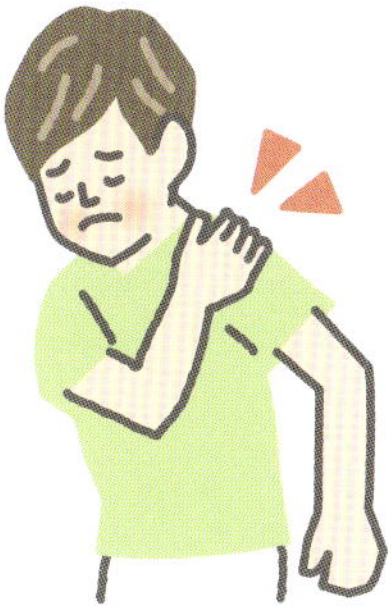

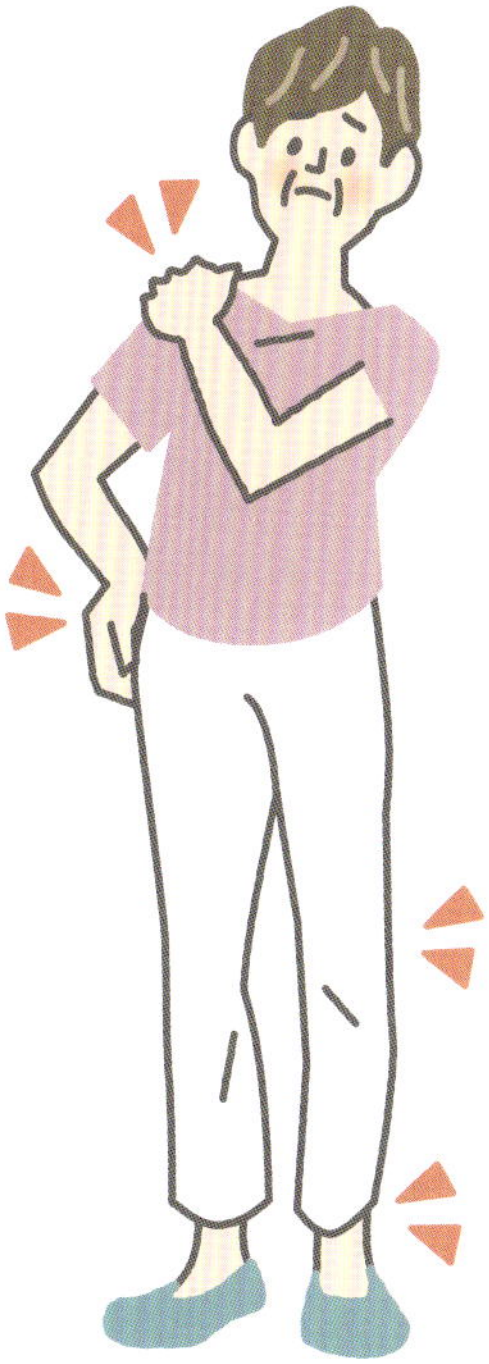

足首

O脚やX脚になると、歩く際の足首が内向きや外向きになり、進行方向に対してずれます。それを足首から先がかばうことで外反母趾や足底腱膜炎が起きて痛みが生じるようになってしまいます。

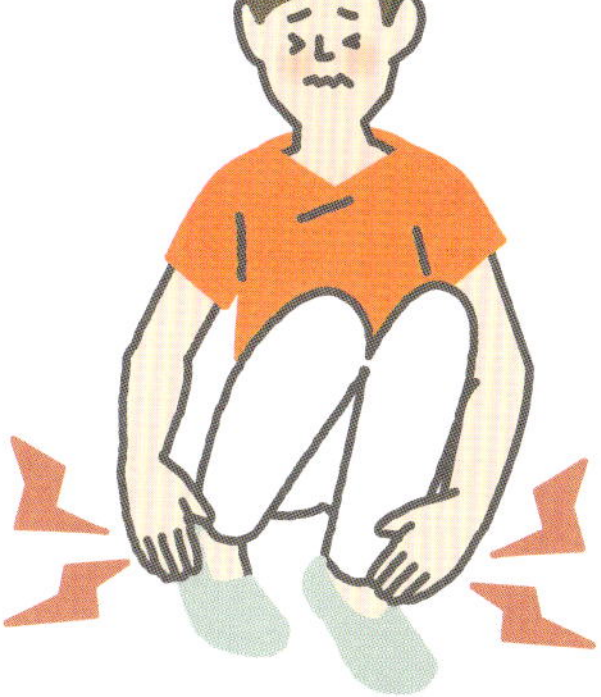

動けなくなってしまうのです!!

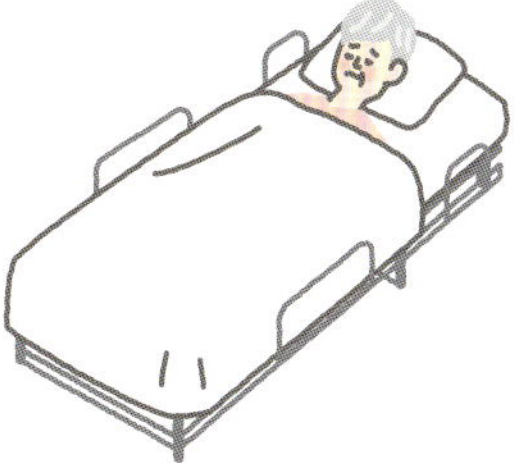

INTRODUCTION

4部位ケアで自動的に健康になる「正」のスパイラルへ！

あなたはいま、
体に痛みがありますか？

まだ痛みがなくても、
「姿勢や動き」が悪ければ、
いずれ痛みが出てきます。

そして、体に痛みがあると、
姿勢や動きが悪くなります。

上の図のように、「痛み」と
「姿勢や動きの悪化」の
悪循環に陥っている人は
とても多いのです。

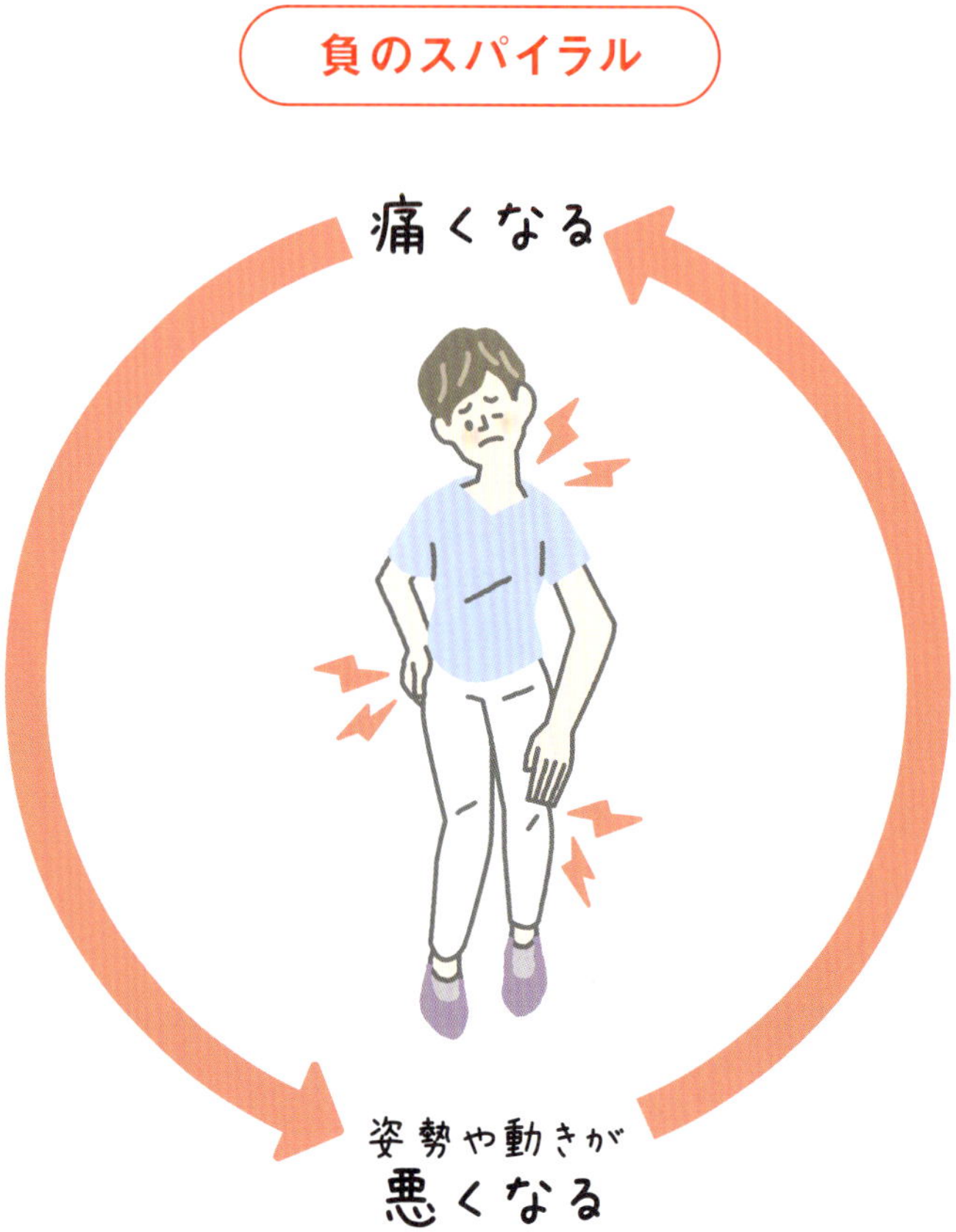
負のスパイラル
痛くなる
姿勢や動きが
悪くなる

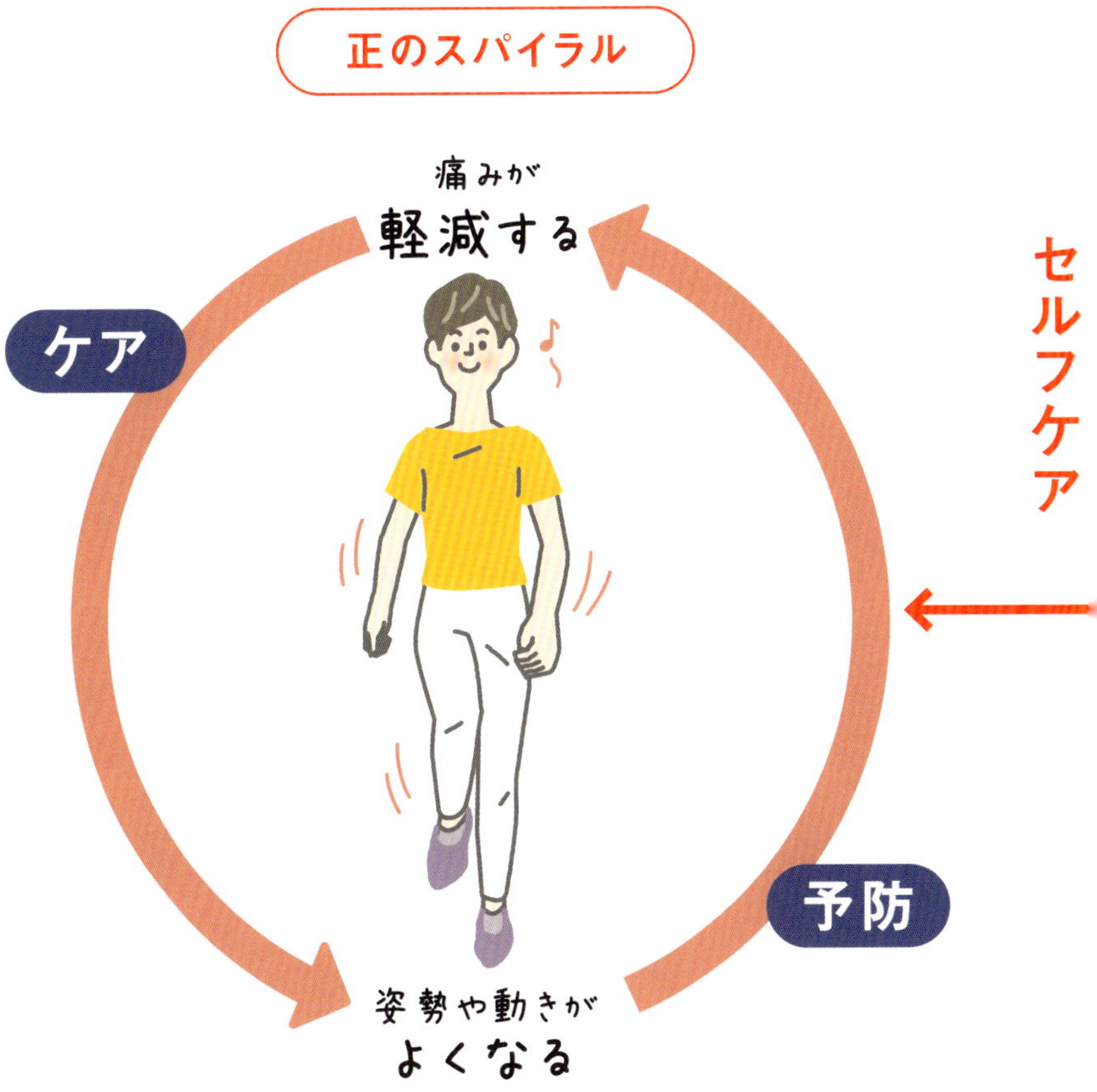

この「負のスパイラル」
から抜け出すには、
どうすれば
いいのでしょうか？

1日1分セルフケアなら、
積み重なる負担の
結果である痛みを
「ケア」するだけなく、

同時に
姿勢や動きを改善し
「予防」することが
できます。

あなたも、
この「正のスパイラル」
に入っていきましょう！

はじめに

はじめまして。理学療法士のきむ先生こと木村《きむら》翔太《しょうた》です。

私は普段、InstagramやYouTube、TikTokなどで「自分のカラダは自分で守る」を実現するための情報を発信しています。いわば、セルフケアの専門家です。

たとえば慢性的な腰痛があって、それをよくしようと思ったとき、あなたならどうしますか？

病院や整体院、接骨院に行く？　ジムで筋肉を鍛える？　ヨガで整える？

残念ながらこれらだけでは、たとえ一時的によくなったとしても、絶対にまた痛みが出てしまいます。なぜなら、その腰痛はあなたの「普段の姿勢や動き方」による負担の積み重ねで起きているからです。

もし病院に行くほど痛みが発生しているとしたら……、それは状態としてだいぶ悪化していると言わざるをえません。「病院に行くほどではないけれど……」というタイミングでの「予防」と「ケア」こそ、肝心なのです。

大切なのは、

●姿勢や動き方を改善し、負担が蓄積しないように「予防」
●痛みやこりなどのたまった負担を「ケア」

この2つを同時に行うことです。

本書では、「健康寿命」を延ばすために必須の最重要4部位の予防法とケア、それに付随する姿勢改善、血流改善、呼吸改善のためのセルフケアをご紹介します。

いわば、プロが作成した処方箋に沿って、「予防」と「ケア」を進めましょう、という私からの提案です。

自分の「普段の姿勢や動き方」が、自身の体のどこにどんな負担をかけているのかを知り、「なぜ痛かったのか」「どうすれば痛くなくなるのか」と、自身の体と向き合うことで、日々の生活は驚くほど快適になります。

みなさんも、1日1分セルフケアで、100歳まで動ける体を手に入れましょう！

木村翔太（きむ先生）

体験者の感想

「1日1分セルフケア」で体が軽くなりました！

きむ先生の「1日1分セルフケア」を体験した方々から、その効果と喜びの声が届きました。

「足底腱膜炎」と診断され、右足をかばいながら生活していました。その後にきむ先生の足首ケアと出会い、足首や足裏のアーチケアの大切さを実感しました。**ケアを続けることで足首に痛みを感じることがなくなり、体も心も楽**になりました。自分の体の未来のために必要なことを見つけられたので、とても感謝しています。（50代・女性）

ひざ関節や坐《ざ》骨《こつ》神経痛の痛みで睡眠も満足にとれなくなり、なんとか治したいと、いろいろな情報を探していたときにきむ先生のストレッチに出会いました。セルフケアを学び、実践することで、**できなかったことができるようになったり、痛みがやわらいだり、そんな積み重ねを楽しめています。**（60代・女性）

肩甲骨のストレッチを行い　**肩がとても軽くなりました。**きむ先生のストレッチは解説があるためわかりやすく、取り組みやすいです。（60代・男性）

きむ先生のストレッチをしていたら、通っている整体でも、**首と肩甲骨まわりの、こりの状態がよくなっていると言われ、セルフケアの必要性**を実感しました。整体なしでも大丈夫な体に、これからもしていきたいです。（60代・女性）

仕事以外ではあまり体を動かすことがないため、脚の付け根や背中まわりなど、あちこちがかたくなっていました。そこできむ先生のストレッチをやってみたら、不思議と体が動くようになり、軽くなっていきました。**ズボラで三日坊主な自分でも続けられている**のでとてもありがたく、体の変化にも感動するようになりました。ちょっとした時間にできるのがとてもいいですね。（40代・男性）

いろんな痛みが出始めて、10年後は歩けなくなっているかもと、泣きたい気持ちだった私。そんなときに思いきってきむ先生のセルフケアを始めてみました。**諦めていた痛みも、姿勢のクセも、そうなる理由を知ってきちんとケア**したらまだまだ改善できるということを学び、実際にどんどん体感して、まだやれる、ずっと歩ける、いや歩くぞ私！　いまでは、そんな前向きな気持ちになっています。（50代・女性）

症状の説明やその原因、予防法など、どれも理にかなっていてとてもわかりやすいです。**ちょっとしたスキマ時間に簡単にできる**ところも続けられる理由のひとつです。（40代・女性）

CONTENTS

目次

序章

人生100年時代に絶対ケアすべき最重要4部位 25

第1章 迷ったときの最優先部位 背骨

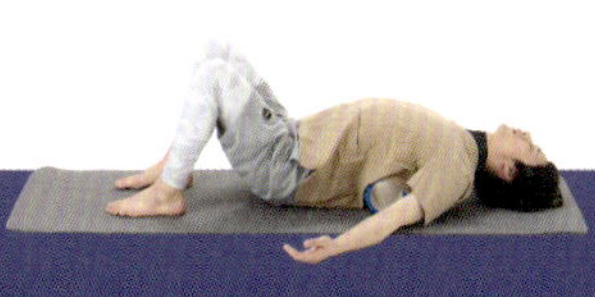

呼吸改善 118

アートディレクション　柴田ユウスケ（soda design）
デザイン　吉本穂花　鳥居百恵（soda design）
撮影（カバー・帯）　サングローブ株式会社
撮影（本文）　高山浩数
装画　朝野ペコ
本文イラスト　安久津みどり
校正　三木瑞希
DTP　藤田ひかる（ユニオンワークス）
編集協力　天野由衣子（コサエルワーク）
編集　小林徹也

How To Use

この本の使い方

ストレッチの順番

1～3の順で、ストレッチを行います。

ストレッチ名

コツやポイント

ストレッチのコツやポイントを、吹き出しで補足。

ストレッチを行う最重要部位

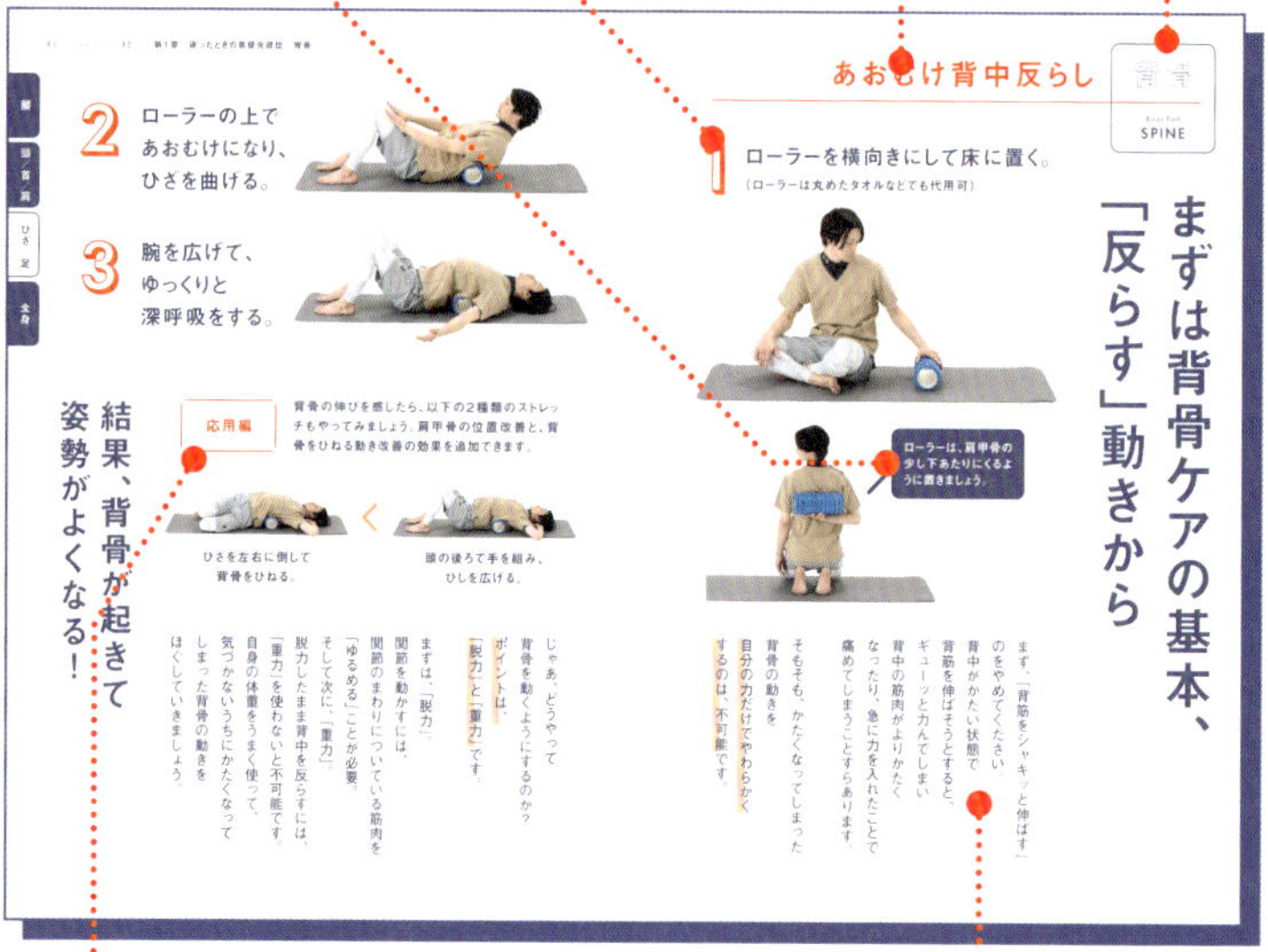

応用編

メインで紹介したストレッチをもとにした、応用のストレッチを紹介。

よくわかるストレッチ解説

なぜこのストレッチが必要なのかを、体の仕組みとともにわかりやすく解説。

本書を活用して、セルフケアに努めよう！

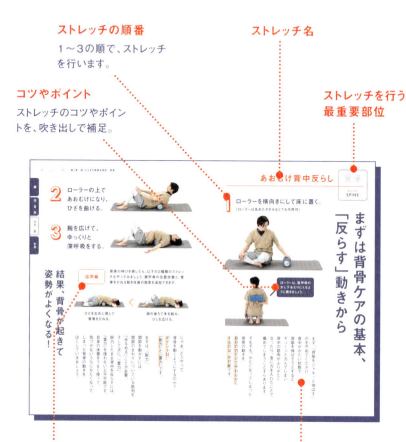

序章

prologue

人生100年時代に
絶対ケアすべき
最重要4部位

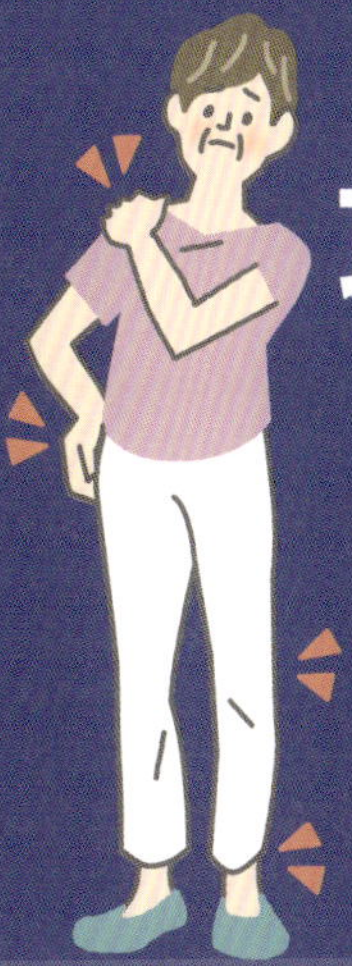

おもな痛み・症状の原因は最重要4部位で説明できる

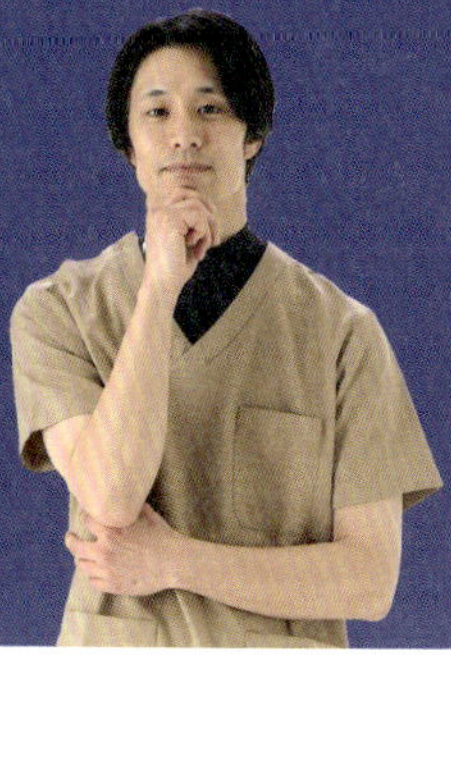

日常生活のなかで、とくに生じることが多い「腰痛」「首や肩のこり」「ひざや足のトラブル」といった症状。

これらはじつは、「背骨」「股関節」「肩甲骨」「足首」の最重要4部位と深い関係があります。

まずはよくある痛みの原因と最重要4部位との関係について、見ていきましょう。

痛みと4部位の対応表

	足首	肩甲骨	股関節	背骨
腰痛			○	○
頭痛・首痛		○		○
肩痛		○		○
ひざ痛	○		○	
足トラブル	○		○	

腰痛

腰からおしりにかけて
痛みや張りなどが生じる症状

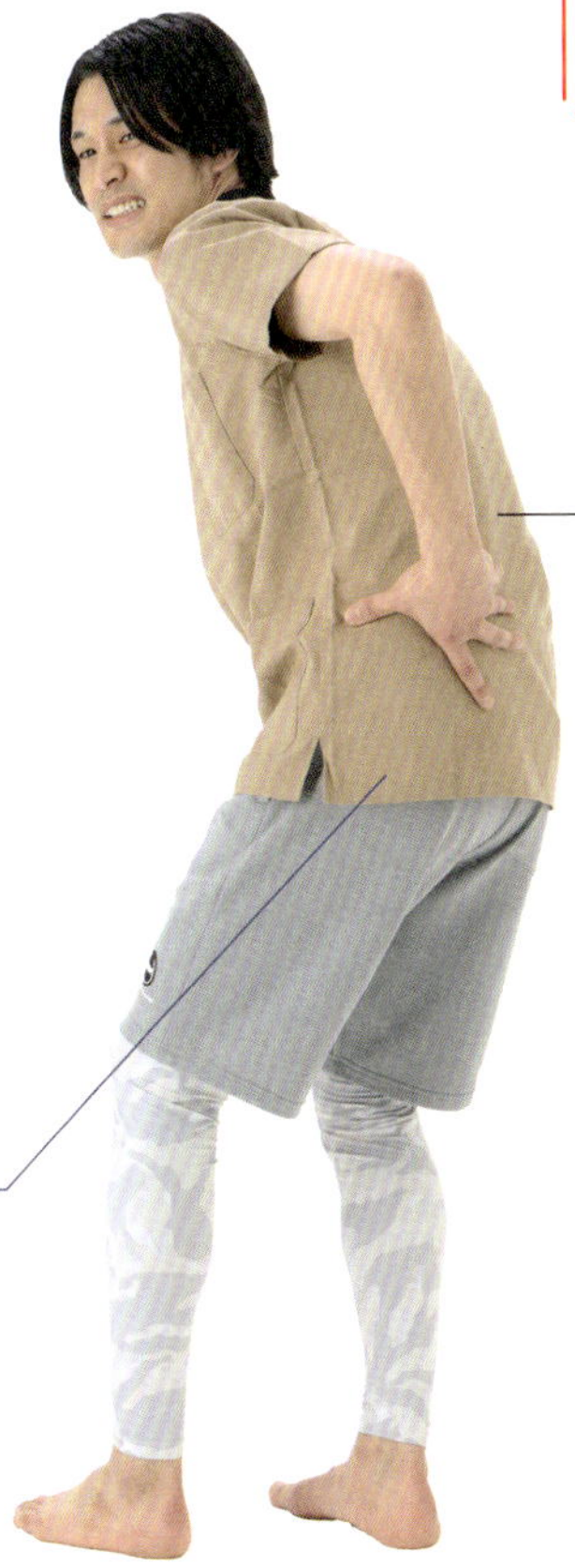

原因①「背骨」

原因②「股関節」

日本人の3割近くが悩まされているという「腰痛」。

その種類は、腰が丸まることで椎間板の髄核《ずいかく》が飛び出して神経を圧迫する「椎間板《ついかんばん》ヘルニア」、背骨の神経を囲む脊柱管《せきちゅうかん》が狭くなることで神経を圧迫する「腰部脊柱管狭窄症《きょうさくしょう》」、腰から足にかけて伸びている坐骨神経が圧迫されることで痛みやしびれが生じる「坐骨神経痛」などさまざまです。

また、慢性的な痛みに対するストレスから、うつ病を発症してしまうこともあります。

腰痛は、「背骨」と「股関節」まわりがかたくなり、腰椎の動きが過剰になることがおもな要因とされているため、この2部位のケアが必須となってきます。

頭痛・首痛

後頭部から首筋にかけて
圧迫感が起こる
「緊張性頭痛」など

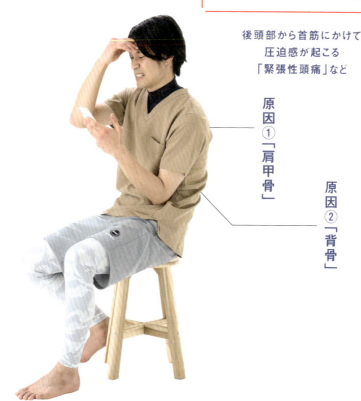

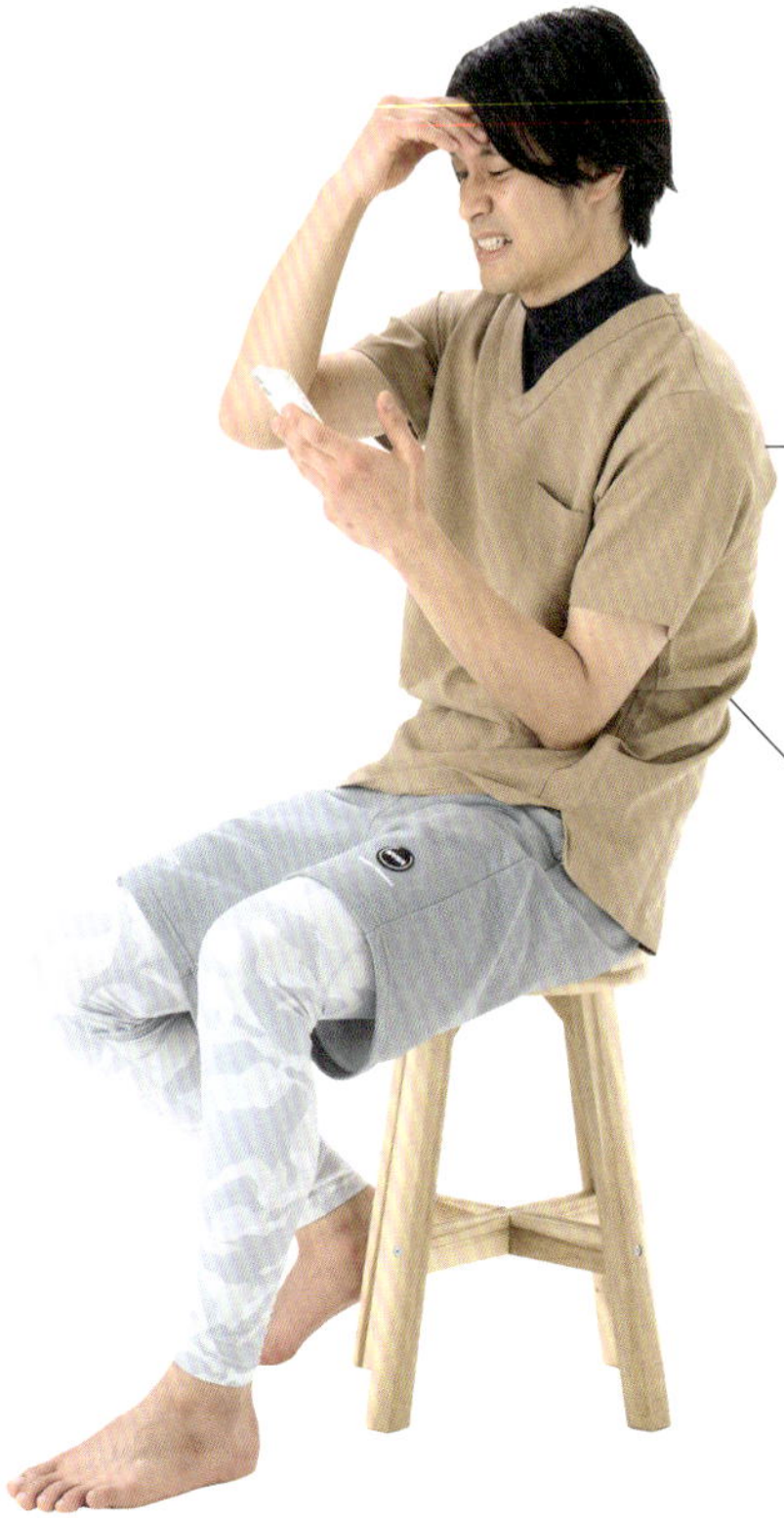

近年、スマホやタブレットの使用が原因で起こる不良姿勢である「ストレートネック」が問題視されています。これは背中が丸まった状態で長時間スマホなどを見ることで、頭が前に出て首のカーブが消失し、起こるものです。頭を支えるために首の後ろの筋肉が力むことで「首こり」が起こり、その筋肉の下で後頭部から側頭部まで走る神経が圧迫されて「緊張性頭痛」を発症します。

頭痛・首痛に関係してくるのが、背骨と肩甲骨。前かがみの姿勢を続けると、肩甲骨は外側に開いた状態になり、首から肩にかけての筋肉が緊張して痛みが出ます。さらに悪化すると頸椎ヘルニアを発症することもあり、予防とケアが必須です。

肩痛

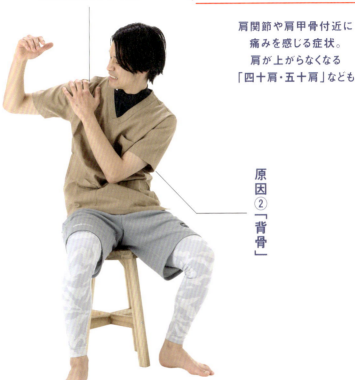

肩関節や肩甲骨付近に
痛みを感じる症状。
肩が上がらなくなる
「四十肩・五十肩」なども

肩の痛みに強い影響を及ぼすのが「背骨」と「肩甲骨」です。

まず、背骨がかたくなることで、肩甲骨の位置が移動し、動きが悪化。首から肩甲骨にかけての筋肉が突っ張り、肩こりが引き起こされます。

デスクワークなど、首や背中が緊張するような姿勢での長時間の作業が、その肩こりの原因になることは多いです。

さらには肩甲骨の動きが悪化することによって、肩の関節のなかで組織が何度も衝突し、炎症が起きて、「四十肩・五十肩」を発症することもあります。

ひざ痛

ひざ関節周辺が痛くなる症状。
多いのは、ひざの軟骨が
すり減って起こる
「変形性ひざ関節症」

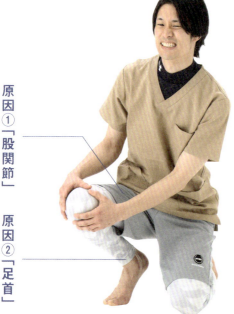

ひざの痛みに多いのが、ひざの軟骨がすり減って痛みや腫れが生じる「変形性ひざ関節症」です。

これは削られた軟骨の破片が滑《かつ》膜《まく》を刺激し、炎症が起こることにより発症します。

ひざの痛みには「股関節」が大きく関係しています。股関節がかたくなると内側や外側にねじられ、ひざがO脚やX脚になり、ひざの関節のなかで負担が偏ることが原因のひとつです。歩行や階段ののぼり下りなどの動作でひざが痛む場合は、変形性ひざ関節症の疑いがあります。

加齢によるひざ軟骨のすり減りは避けられないため、股関節と足首の可動域を広げ、ひざのなかで負担の偏りが生じないようにすることが大切です。

足トラブル

過去の足首のねんざによる影響でできたかたさが足トラブルの原因になることも多い

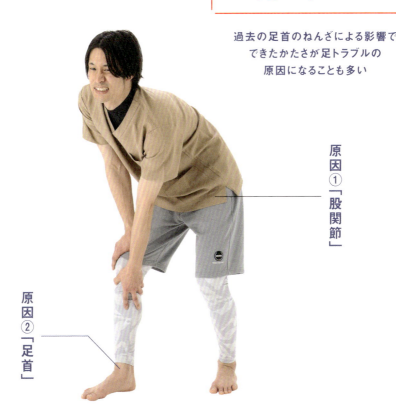

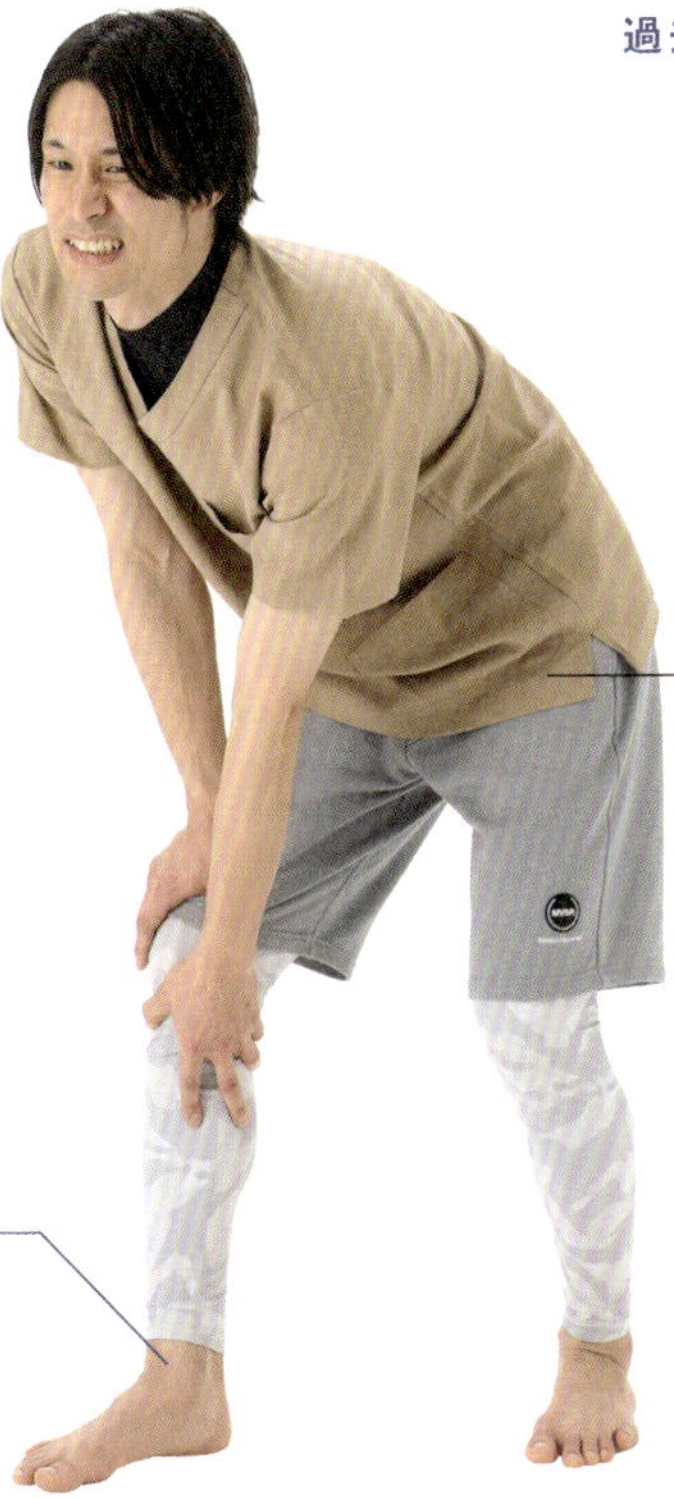

足首は、数十kgもある体重を支えてバランスをとる、とても大切な部位です。過去のねんざによるかたさが痛みにつながることもあるので、いま痛みがなくても状態をチェックしておきましょう。

足のトラブルは、足首がかたくなることに端を発します。足首がかたくなった分を、足首から先がアーチをつぶして動かそうとします。そのことにより、「扁平足《へんぺいそく》」「足底腱膜炎」「外反母趾《がいはんぼし》」といった症状が起こることがあります。

また、「股関節」のかたさも足のトラブルに大いに関係してきます。股関節がかたいことで内股になると、足首の向きも内向きに。その状態で歩き続けることが足トラブルのきっかけになることもあります。

あなたの弱点はどこ？
4部位のかたさチェック

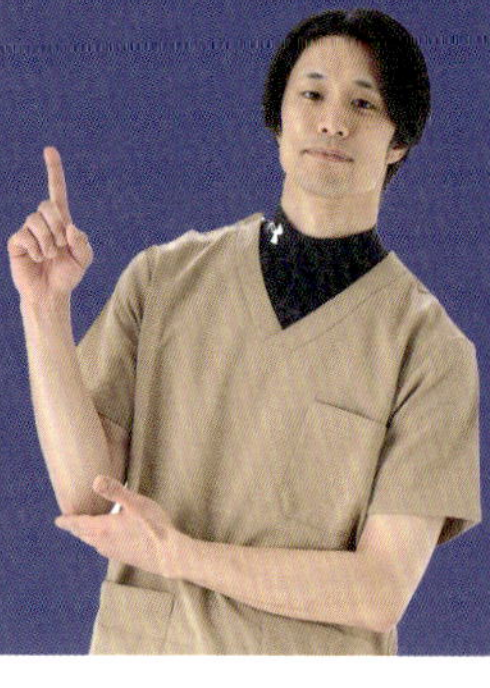

痛みのない体を保つには、「背骨」「股関節」「肩甲骨」「足首」の最重要4部位が問題なく動くことが大切です。

4部位をスムーズに動かすためにポイントとなってくるのが、4部位それぞれの「かたさ」です。

体がやわらかいと思っている人でも、じつはある特定の関節がかたかったり、動きの悪い部位があったりします。

特定の部位がかたいと、隣接する関節がかばうようになり、それを「動かしやすい」と判断して過剰に使用してしまうため、1か所に負担が集中。結果、痛めてしまう……ということもあります。

大切なのは、どこか1か所に負担が集中しないように、4部位のすべてが十分に動き、それによって全身がなめらかに連動して動く状態を保つことです。

そこで、まずは次ページからの「最重要4部位のかたさチェック」をしてみて、自分の体のかたいところ、やわらかいところを知りましょう。「体のどこがかたいか」には個人差があります。

自分の体のかたいところを知ったうえでストレッチを行い、効果が出れば、連動してほかの部位もスムーズに動かせるようになりますよ。

最重要4部位のかたさチェック

1 34ページから41ページまでの、「背骨」「股関節」「肩甲骨」「足首」の各2種類のかたさチェックをやってみる。

例）

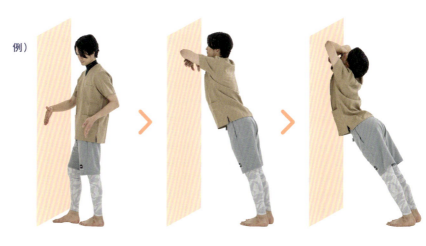

壁から足2足分離れて立つ。

肩より上の高さで両ひじを壁につける。

胸を壁につける。

2 できたものは□の欄に○を、できなかったものは□の欄に×をつける。

3 ×が多かった部位のストレッチから始めてみましょう！

背骨のかたさチェック

① 背中を反らしてかたさをチェック

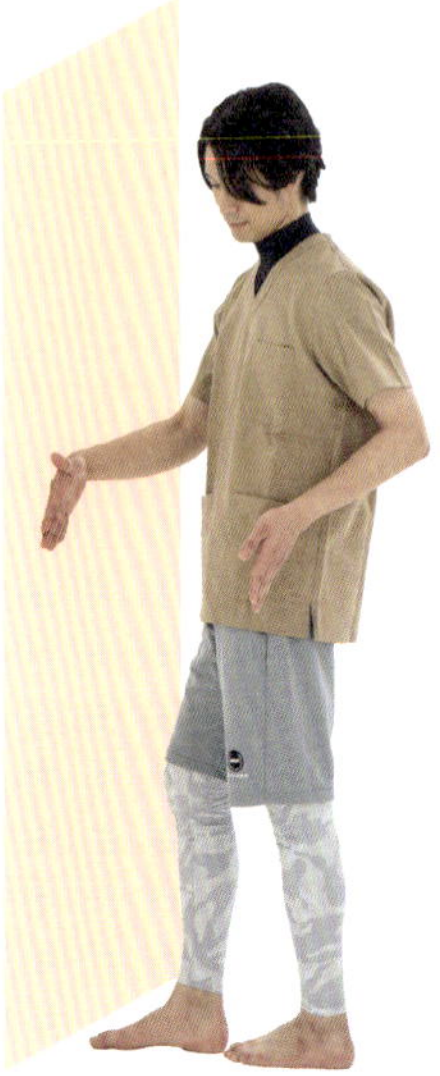

1 壁から足2足分
離れて立つ。

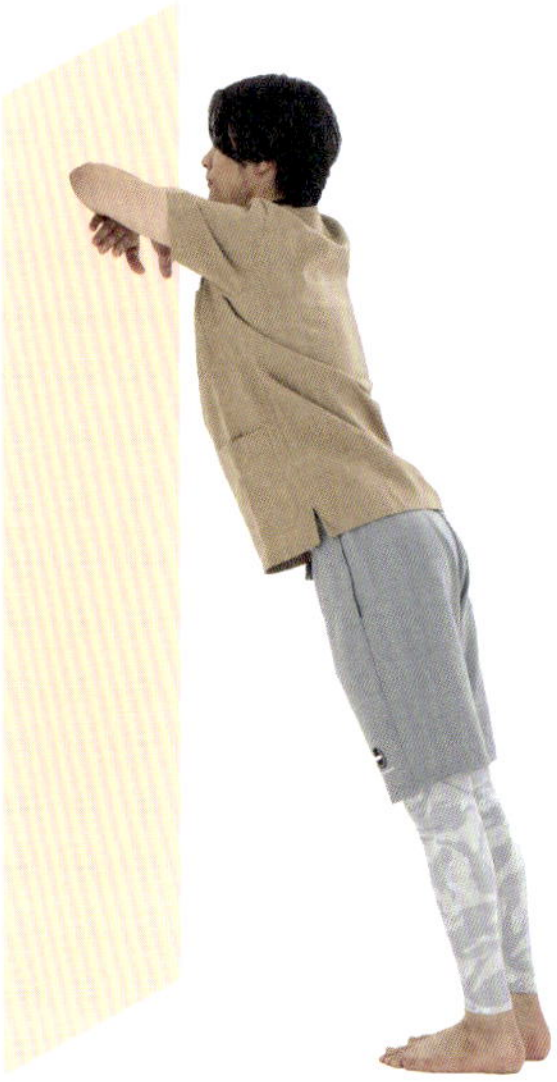

2 肩より上の高さで
両ひじを壁につける。

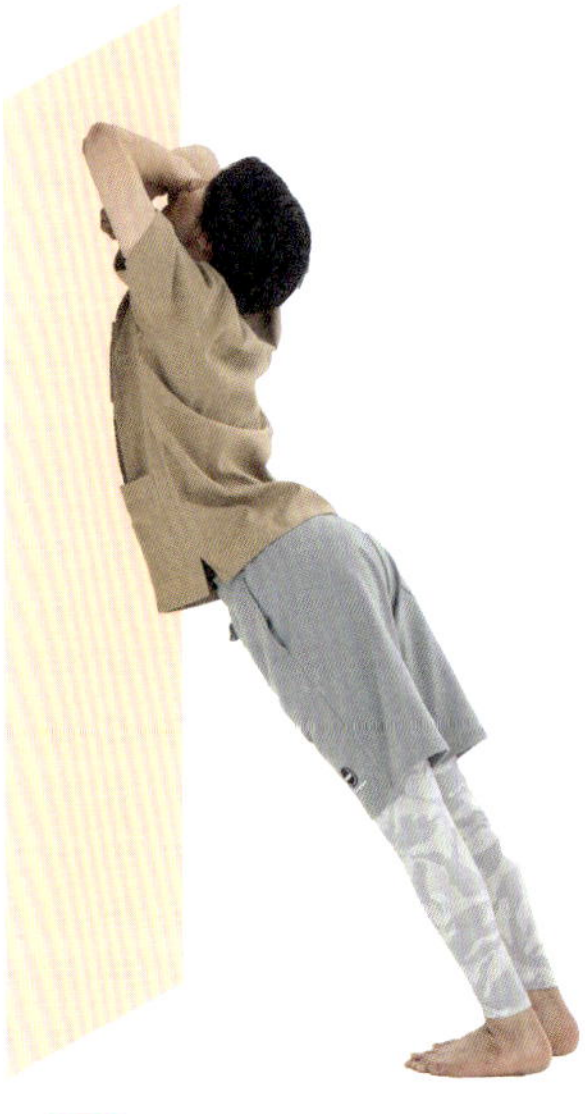

3 胸を壁につける。

胸が壁につけば○を、つかなければ×を書きましょう。

□

② 横に倒してかたさをチェック

1 脚を少し開いて
まっすぐ立ち、
体側に手をつく。

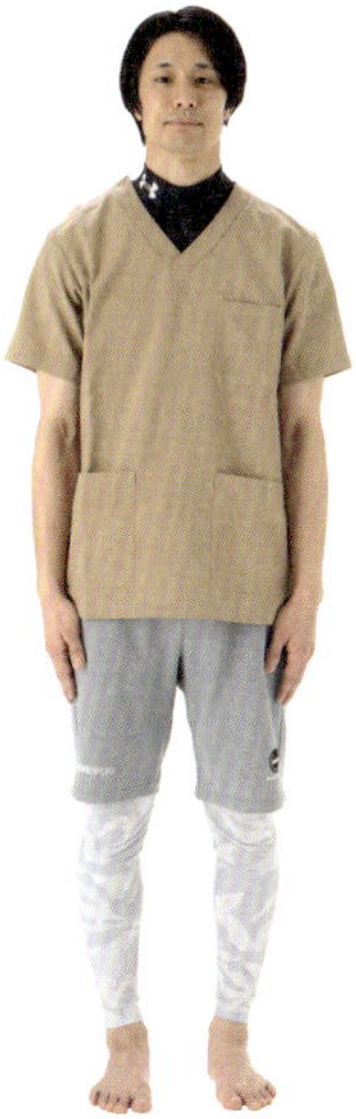

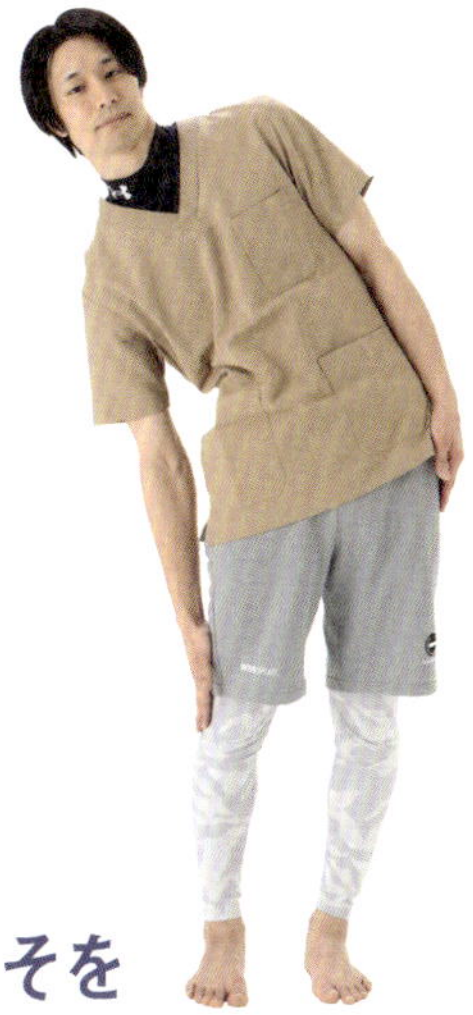

2 おへそを
正面に向けたまま、
体を真横に倒して
手をひざの下まで
すべらせる。

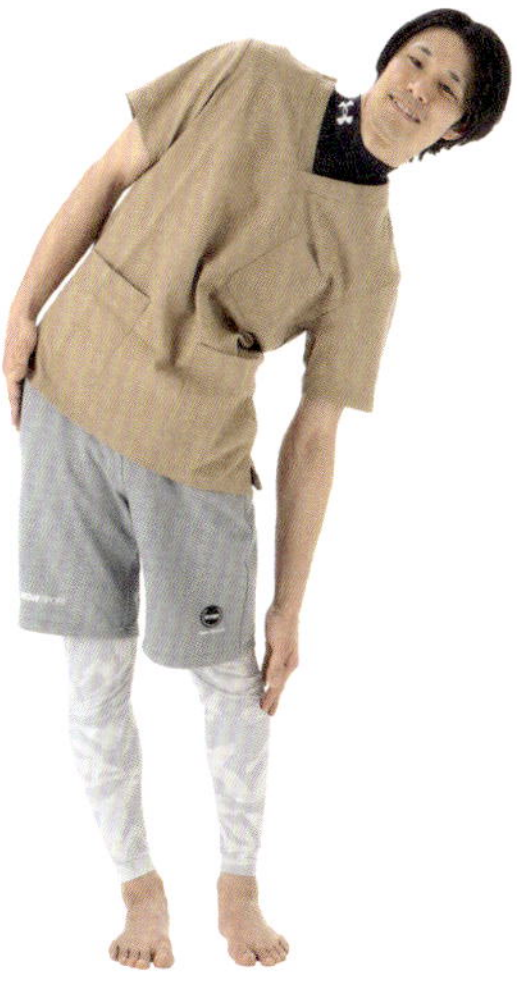

3 反対側も
同様に行う。

両手とも手がひざの下まで届けば○を、届かなければ×を書きましょう。

股関節のかたさチェック

① 脚を開いてかたさをチェック

1 両足の裏をつけて、ひざを外に向けて床に座る。

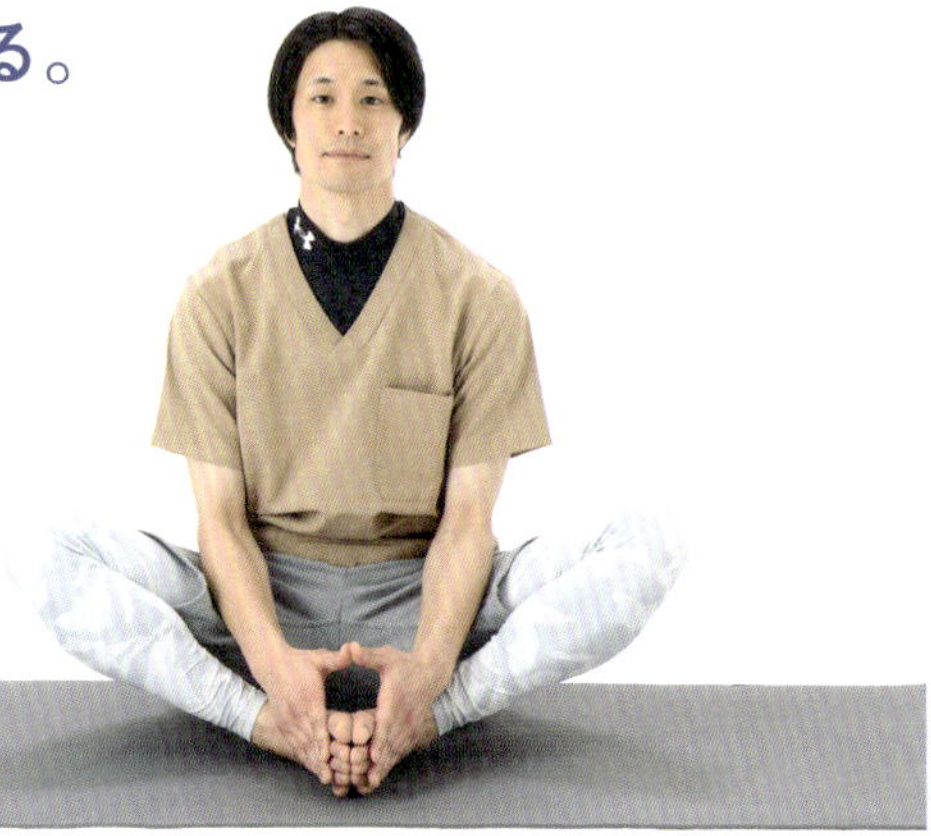

2 ひざの外側を地面に近づけるように開いていく。

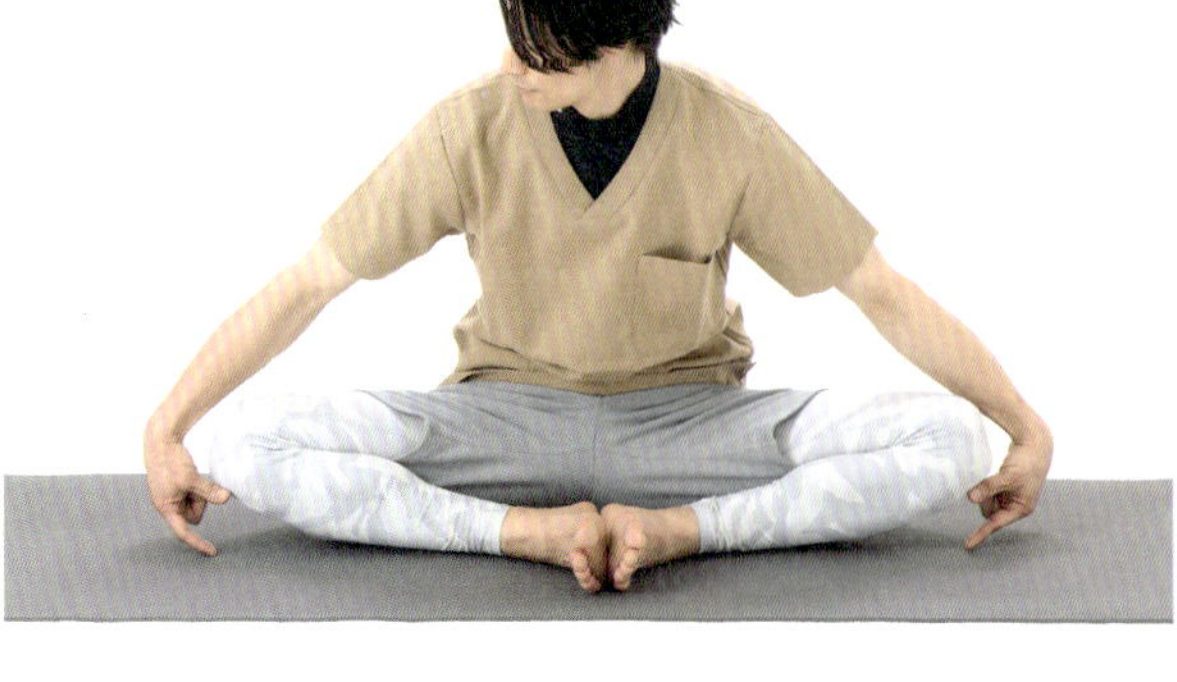

ひざの外側と地面との距離が指2本分以内なら○を、指2本分以上なら×を書きましょう。

□

② ひざを伸ばしてかたさをチェック

1 両ひざを伸ばして床にあおむけになり、片方の脚を上に持ち上げる。

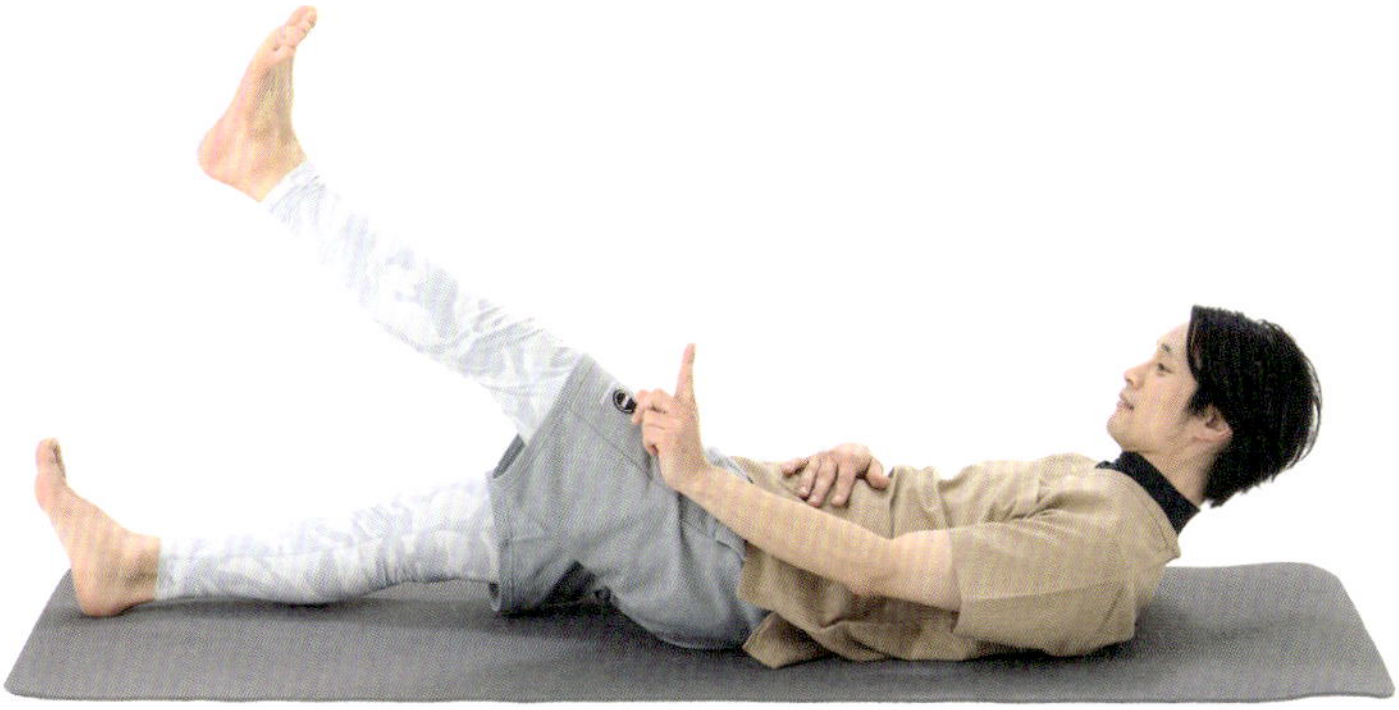

2 両ひざは伸ばしたまま、片方の脚を上げられるところまで上げる。反対側も同様に行う。

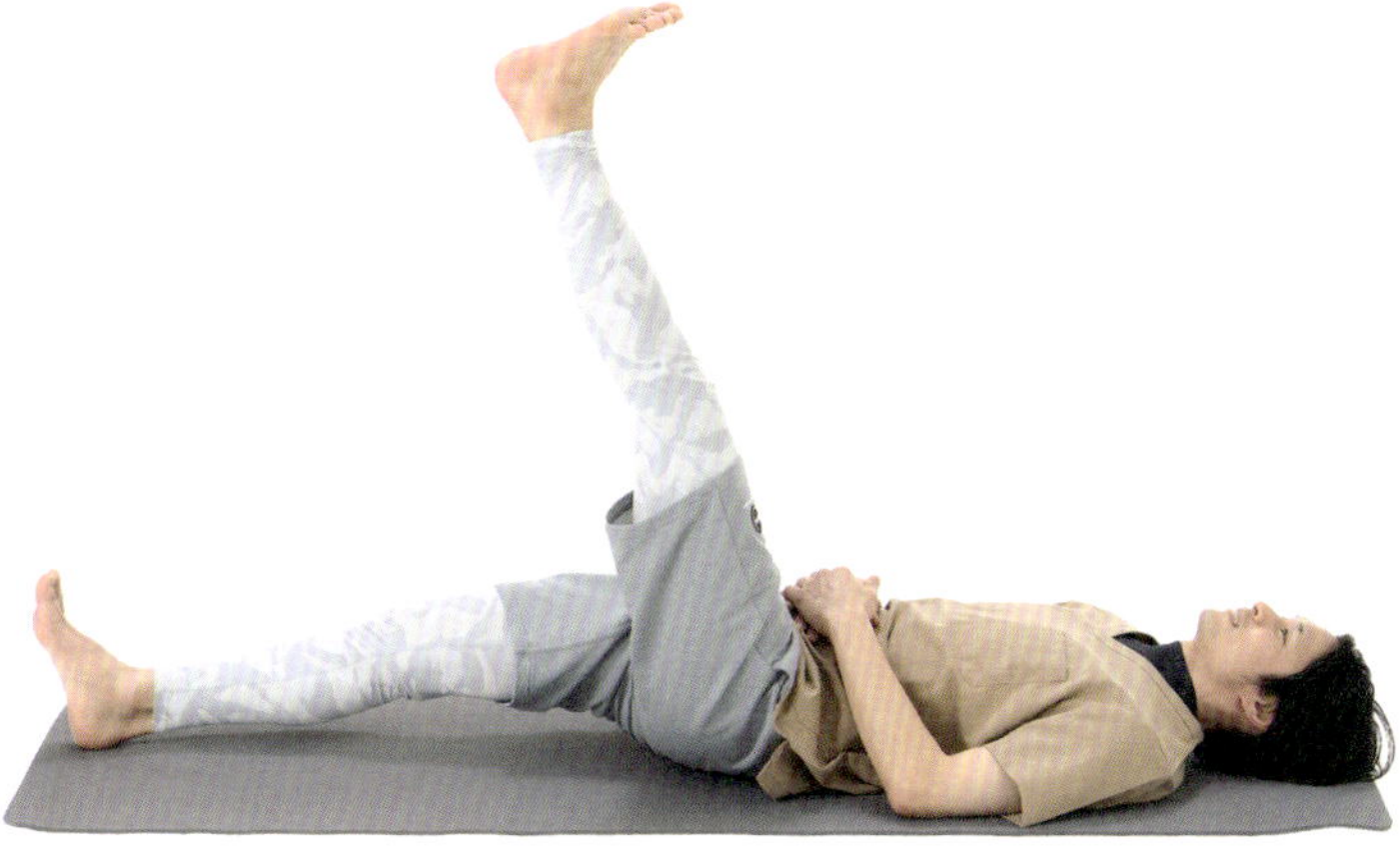

両脚とも、上げた脚と地面の角度が80度以上なら○を、80度以下なら×を書きましょう。

肩甲骨のかたさチェック

① 巻き肩をチェック

1 あおむけに寝て両肩の力を抜き、肩後面を床につける。

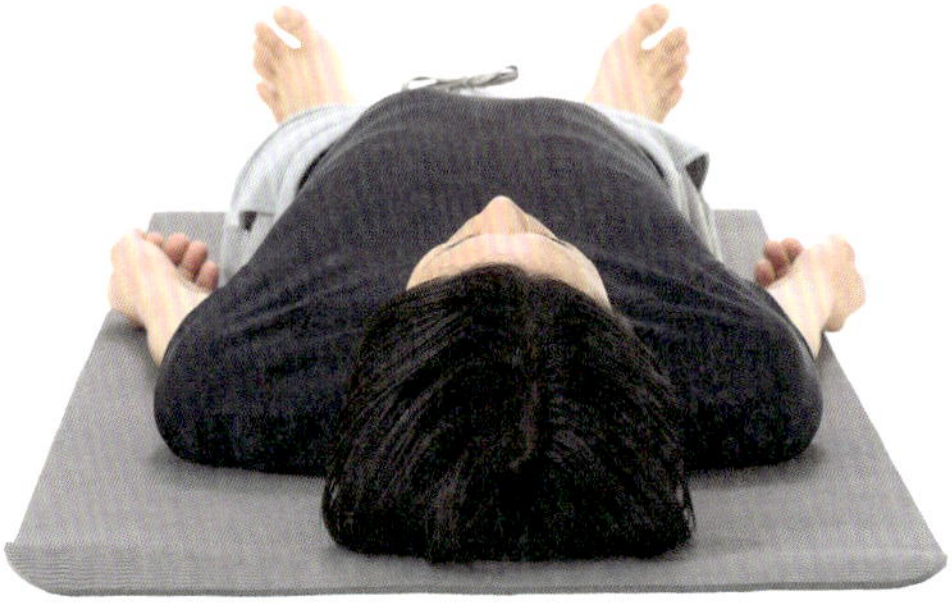

2 片方の手で、もう片方の肩が床からどれくらい離れているかをチェック。反対側も同様に行う。

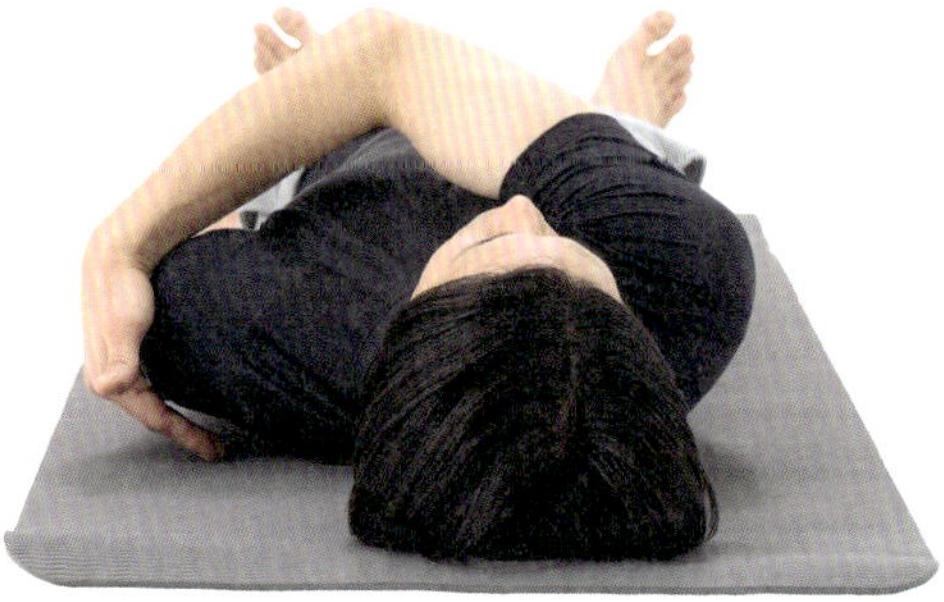

両肩とも肩の外側と地面との距離が指2本分以内なら○を、指2本分以上なら×を書きましょう。

□

② 四十肩リスクをチェック

1 椅子に座り
（立って行ってもOK）、
片方の腕を地面と
平行にまっすぐ伸ばす。

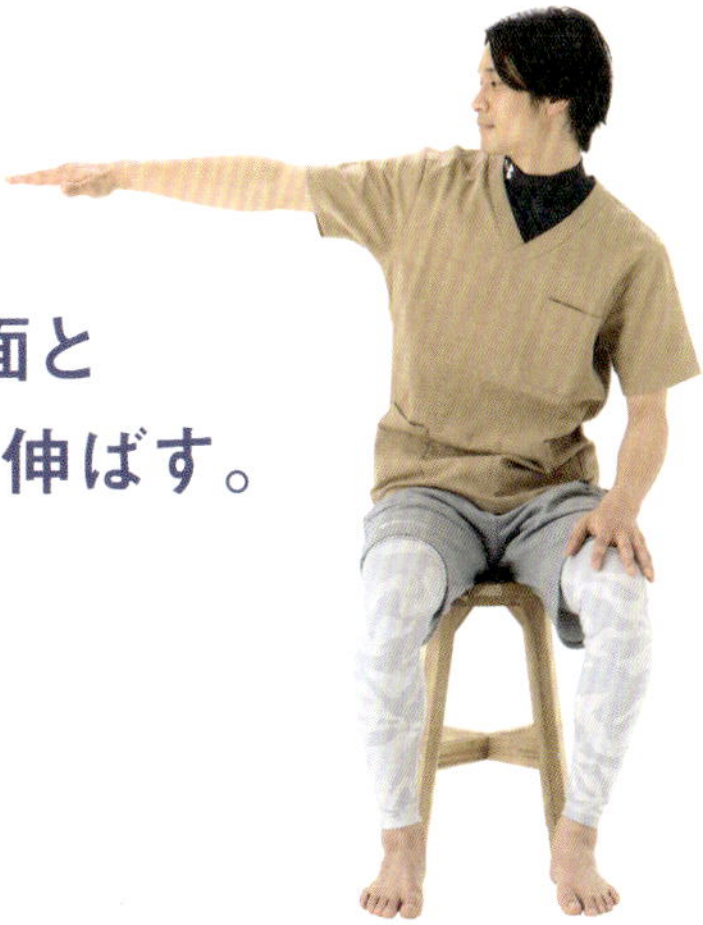

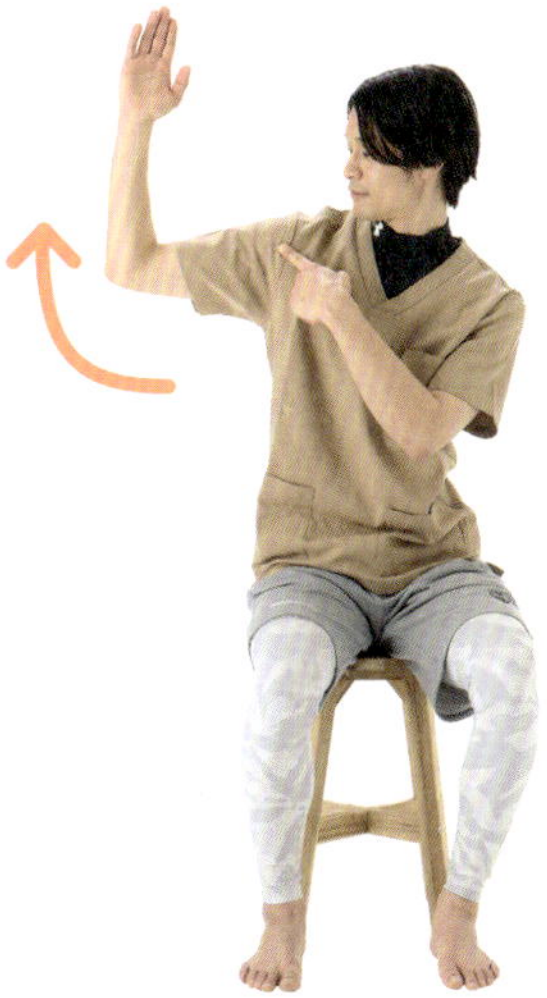

2 ひじを曲げ、
ひじから下を
上に上げる。

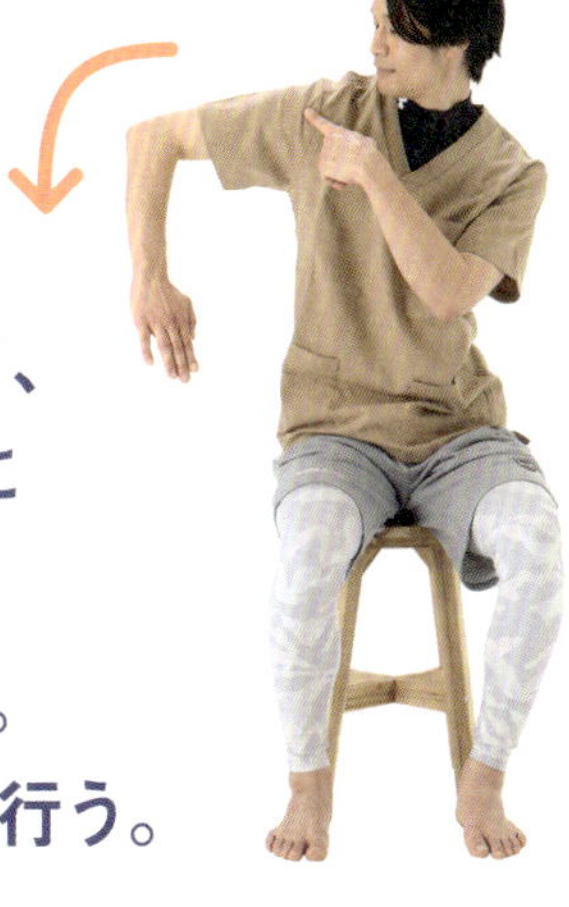

3 ひじを曲げたまま、
ひじから下を下に
下げる。2、3を
何度か繰り返す。
反対側も同様に行う。

両肩とも、音や痛み、引っかかりがなければ○を、いずれかがあるようなら×を書きましょう。

□

足首のかたさチェック

① 壁にひざをつけてかたさをチェック

1 壁から手のひら1枚分離れたところで片ひざ立ちをする。

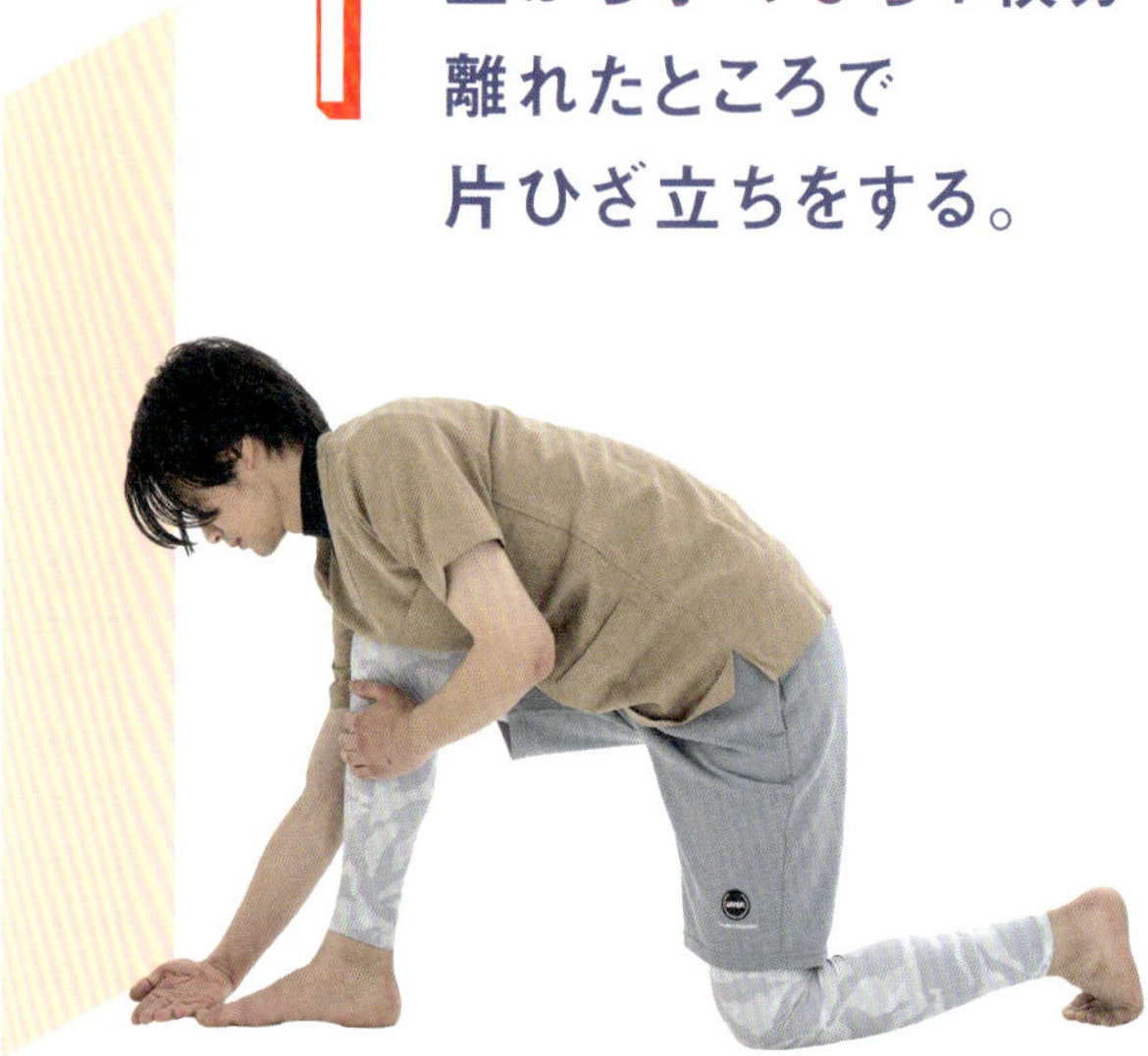

2 前のひざが壁につくよう体重をかけ、かかとが浮かないように足首を曲げていく。反対側も同様に行う。

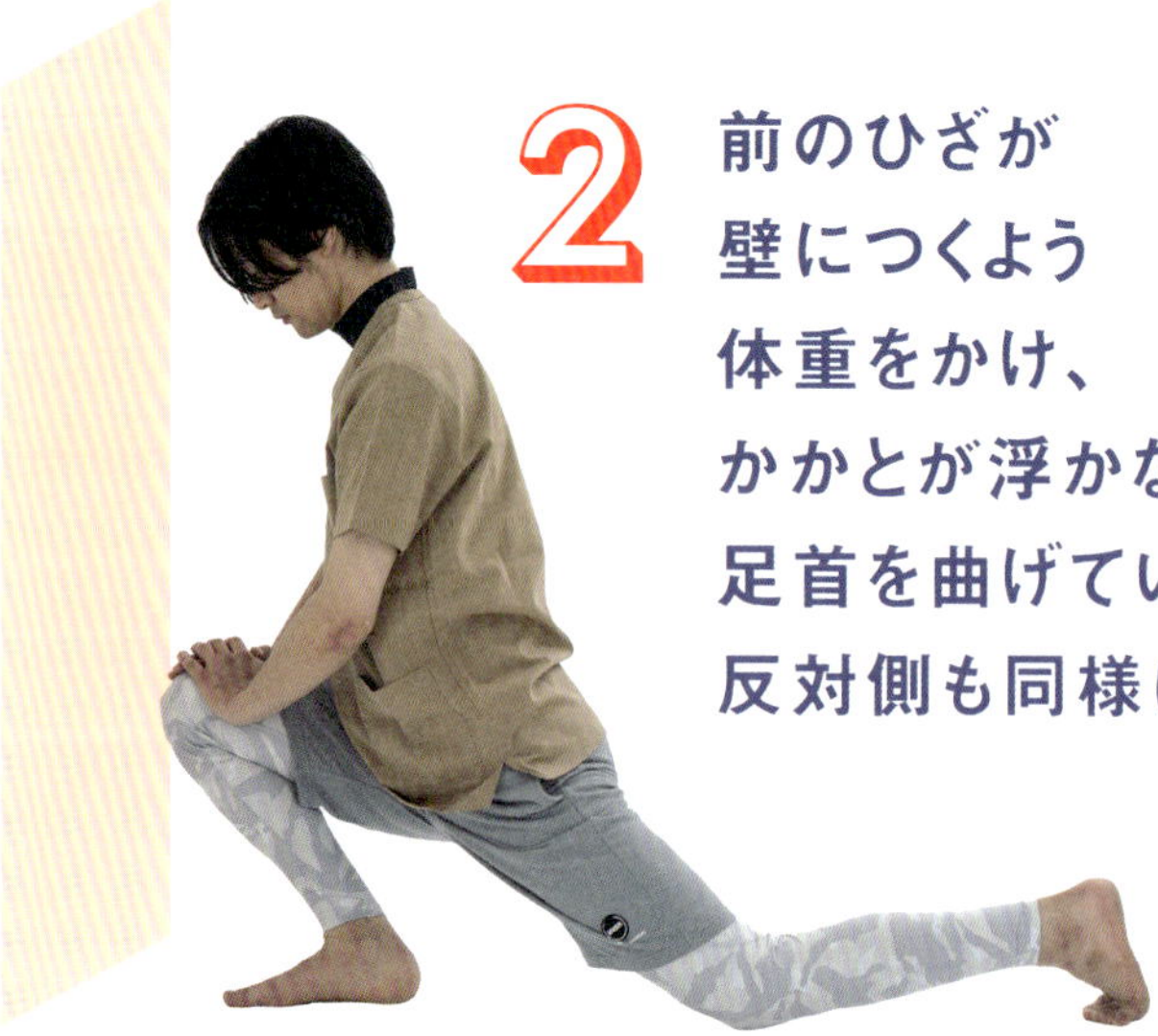

両ひざとも壁につくようなら○を、つかなければ×を書きましょう。

② つま先を伸ばしてかたさをチェック

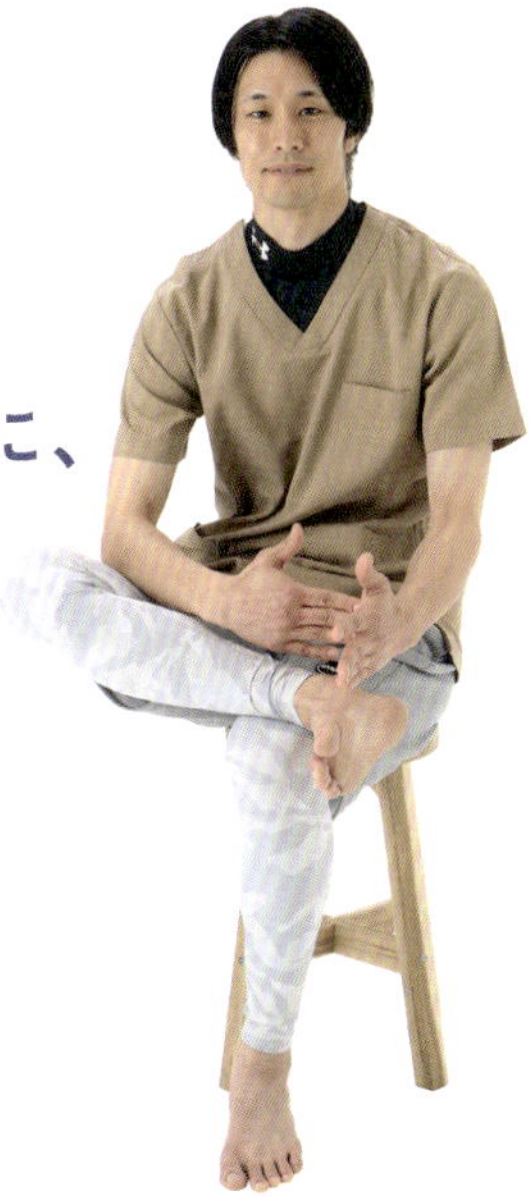

1 椅子に座り、
片方のひざの上に、
もう片方の
足をのせる。

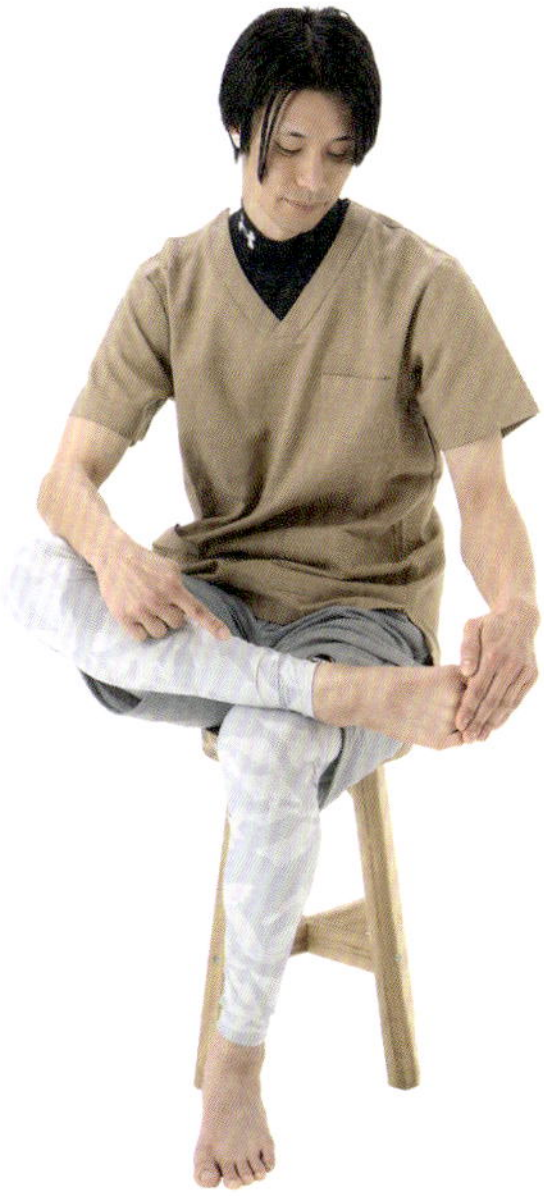

2 のせたほうの
足首とつま先が
まっすぐになるように、
足の甲を伸ばす。
反対側も同様に行う。

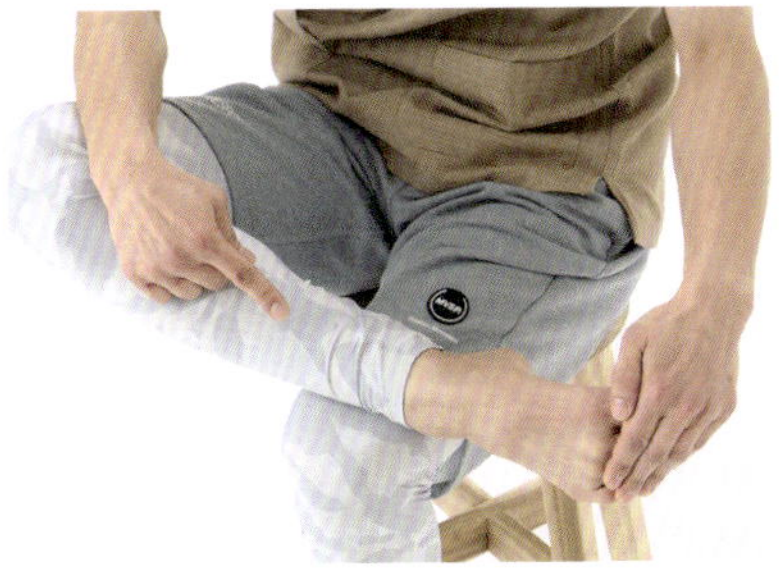

両足首からつま先がまっすぐなら○を、まっすぐにならないなら×を書きましょう。

□

「1日1分セルフケア」プログラム例

「おもな痛み・症状の原因」（26ページ）に当たる2部位を中心にプログラムを組みました。

（あくまで例なので、ご自身に合ったセルフケアを見つけて自由に行ってください）。

	月 MONDAY	火 TUESDAY	水 WEDNESDAY
腰痛（背骨、股関節）	【背骨】あおむけ背中反らし（→48ページ）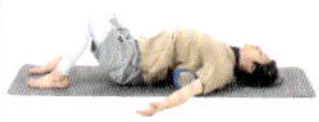	【背骨】頭の上で合掌 背中反らし（→50ページ）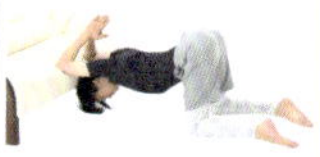	【背骨】ひじ反らしエクササイズ（→52ページ）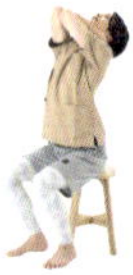
頭痛・首痛・肩痛（背骨、肩甲骨）	【背骨】あおむけ背中反らし（→48ページ）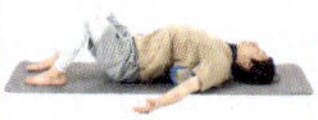	【背骨】頭の上で合掌 背中反らし（→50ページ）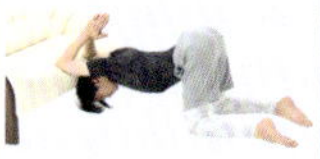	【背骨】ひじ反らしエクササイズ（→52ページ）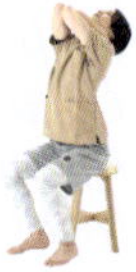
ひざ痛・足トラブル（股関節、足首）	【股関節】小殿筋マッサージ（→60ページ）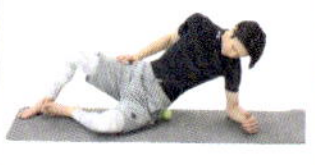	【股関節】片ひざ立ちで腸腰筋ストレッチ（→62ページ）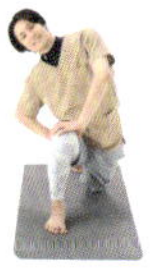	【股関節】ジャックナイフストレッチ（→64ページ）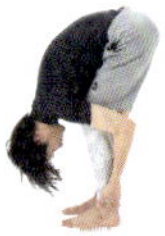
全身ケア（4部位いろいろ）	【背骨】あおむけ背中反らし（→48ページ）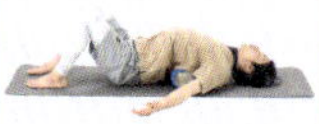	【背骨】壁に手をついて左右揺らし（→54ページ）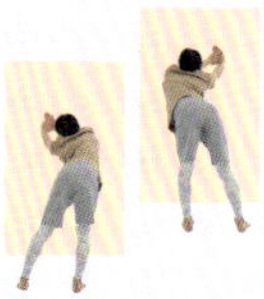	【股関節】小殿筋マッサージ（→60ページ）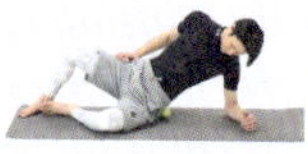

セルフケアは毎日の
積み重ねが大切です。
1日1個をコツコツ
続けましょう。

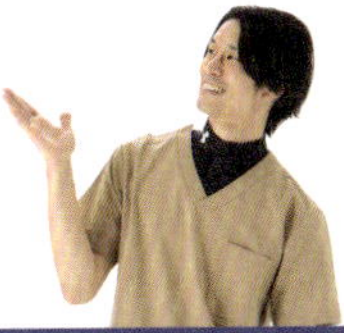

日/午後 SUNDAY/PM	日/午前 SUNDAY/AM	土 SATURDAY	金 FRIDAY	木 THURSDAY
【股関節】座って内転筋ストレッチ (→66ページ) 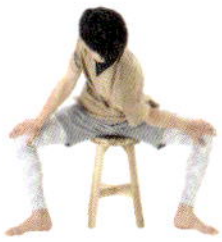	【股関節】ジャックナイフストレッチ (→64ページ) 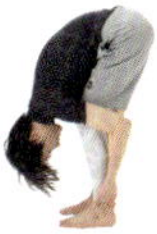	【股関節】片ひざ立ちで腸腰筋ストレッチ (→62ページ) 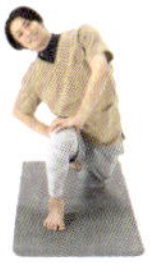	【股関節】小殿筋マッサージ (→60ページ) 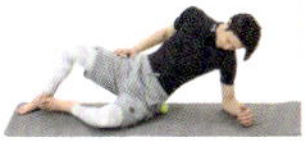	【背骨】壁に手をついて左右揺らし (→54ページ) 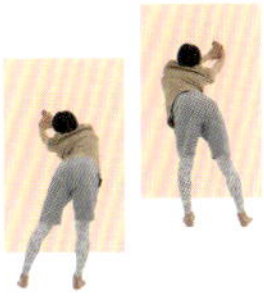
【肩甲骨】鎖骨回しエクササイズ (→78ページ) 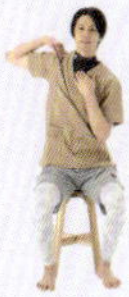	【肩甲骨】肩甲骨内転エクササイズ (→76ページ) 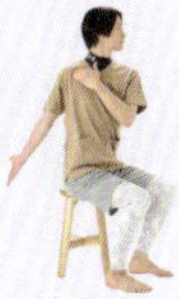	【肩甲骨】大胸筋ストレッチ (→74ページ) 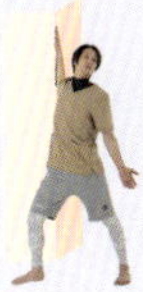	【肩甲骨】小胸筋マッサージ (→72ページ) 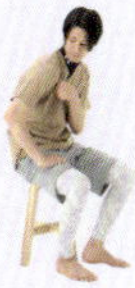	【背骨】壁に手をついて左右揺らし (→54ページ) 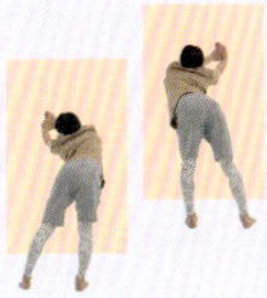
【足首】長母趾屈筋ストレッチ (→90ページ) 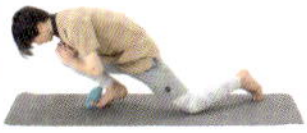	【足首】距骨押し込みエクササイズ (→88ページ) 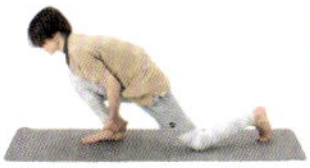	【足首】ふくらはぎ楽々マッサージ (→86ページ) 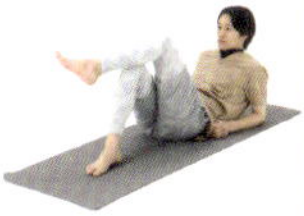	【足首】アキレス腱マッサージ (→84ページ) 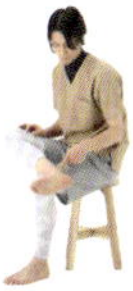	【股関節】座って内転筋ストレッチ (→66ページ) 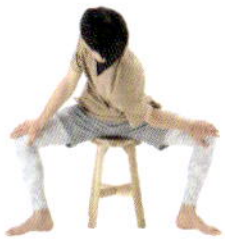
【足首】距骨押し込みエクササイズ (→88ページ) 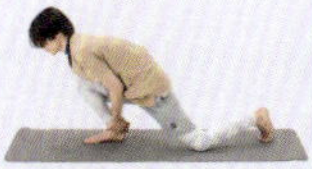	【足首】ふくらはぎ楽々マッサージ (→86ページ) 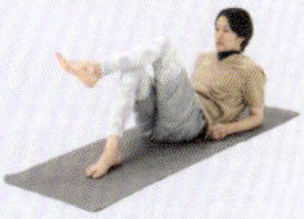	【肩甲骨】鎖骨回しエクササイズ (→78ページ) 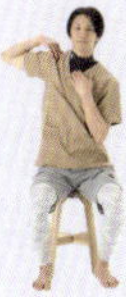	【肩甲骨】大胸筋ストレッチ (→74ページ) 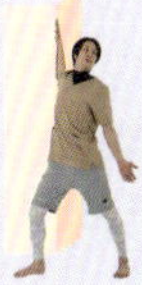	【股関節】座って内転筋ストレッチ (→66ページ) 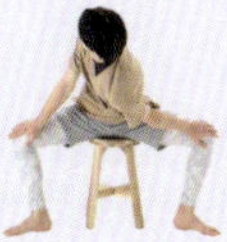

Let's start stretching!

ストレッチの始め方

- 42〜43ページのプログラム例を参考に、ストレッチを始めてみましょう。
- 次にプログラム以外のストレッチもやってみて、気に入ったものがあれば毎日のメニューに取り入れていきましょう。
- 余裕が出てきたら、「姿勢改善」「血流改善」「呼吸改善」のストレッチにも取り組んでみましょう。
- ストレッチは、あなたが「気持ちがいいな」「効果があるな」と感じることがいちばんです。毎日を快適にしてくれる「お守りストレッチ」を見つけて、1日1分のセルフケアを続けていきましょう!

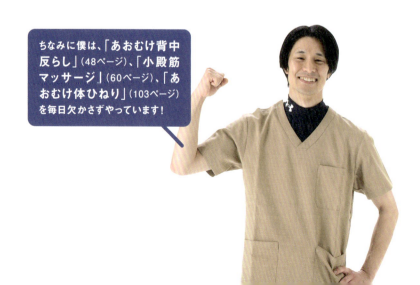

ちなみに僕は、「あおむけ背中反らし」(48ページ)、「小殿筋マッサージ」(60ページ)、「あおむけ体ひねり」(103ページ)を毎日欠かさずやっています!

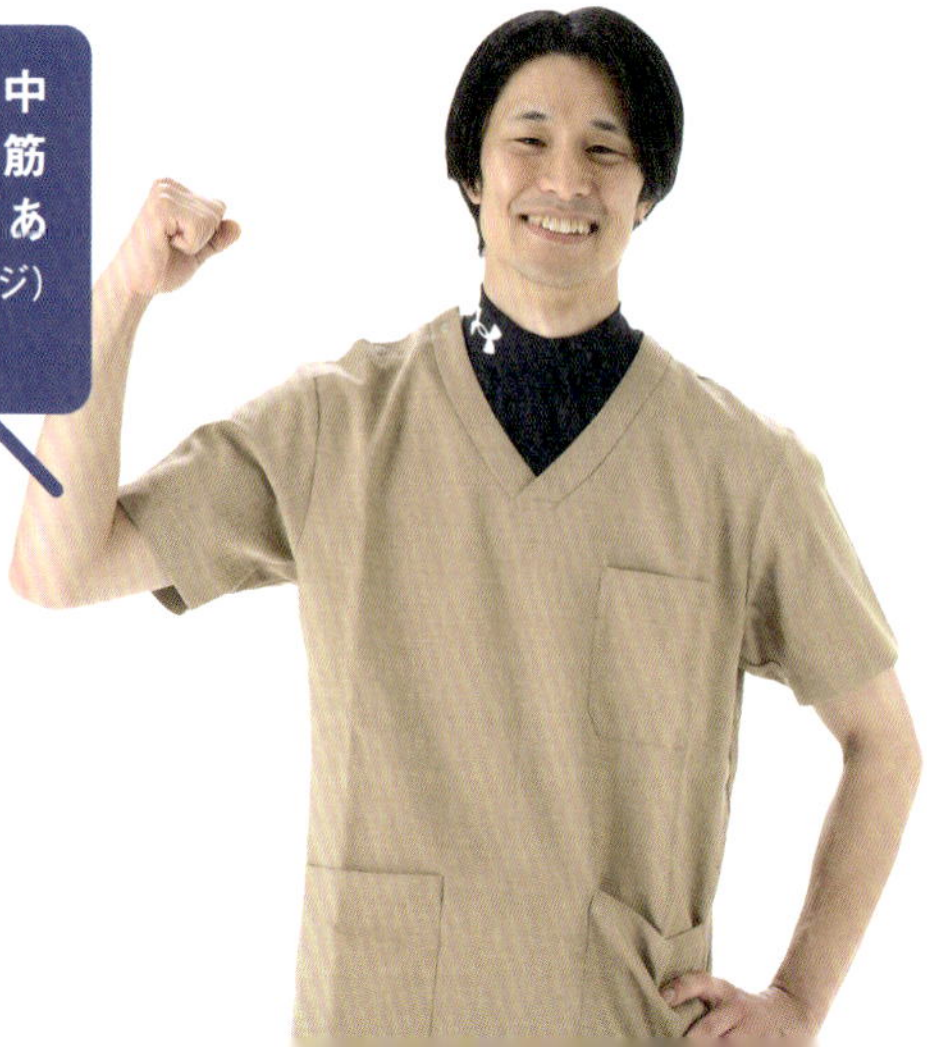

第1章

PART 1

迷ったときの最優先部位 背骨

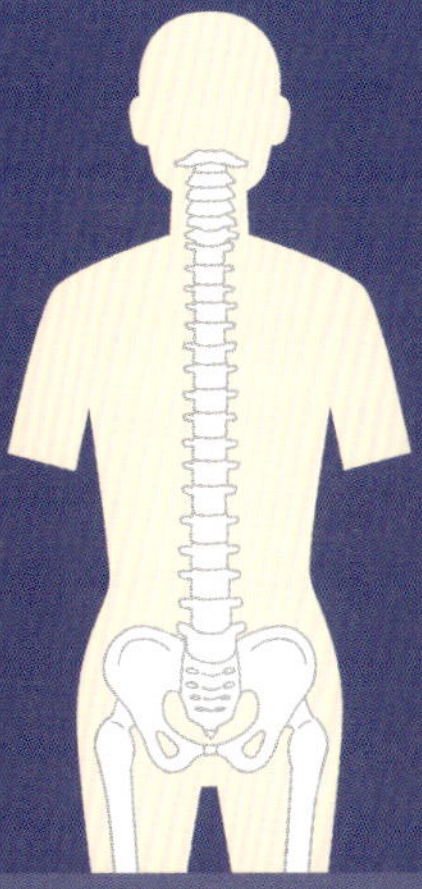

背骨

全身に影響するため最優先でケアが必要

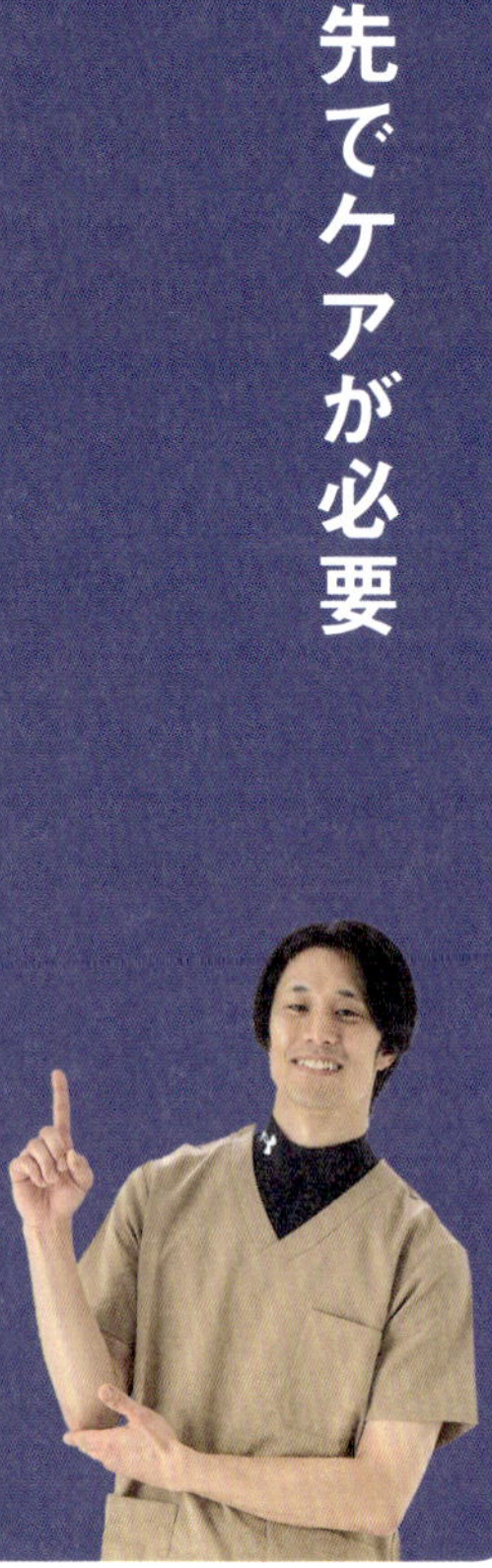

悪化すると
椎間板ヘルニアや
脊柱管狭窄症を
発症することも

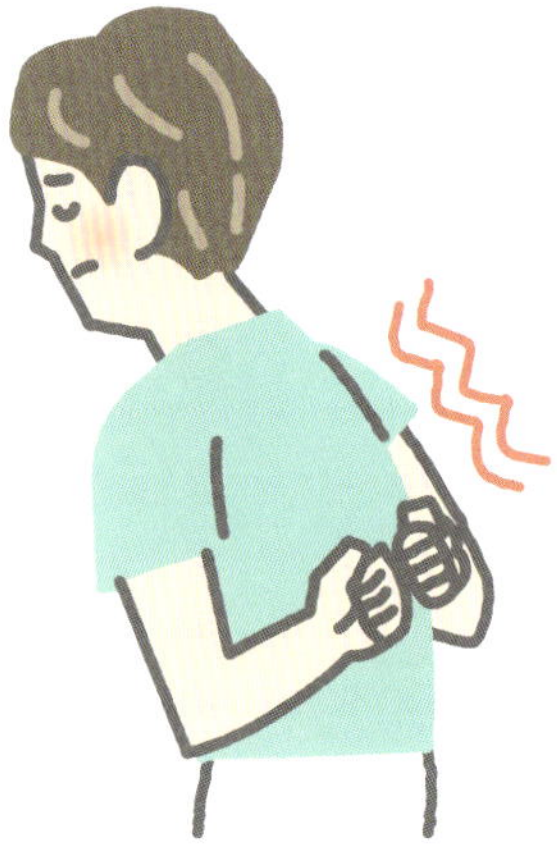

背骨は体を支え、頭と骨盤をつなぐ縦に長い骨の構造です。

　背骨を構成する一つ一つの骨のことを「椎骨」と呼び、7個の頸椎、12個の胸椎、5個の腰椎、5個の仙椎、3～4個の尾椎から成り立ちます。また、椎骨と椎骨の間には椎間板という特殊な軟骨が存在し、クッションの役目をしています。

　これだけ長い骨ですので他部位

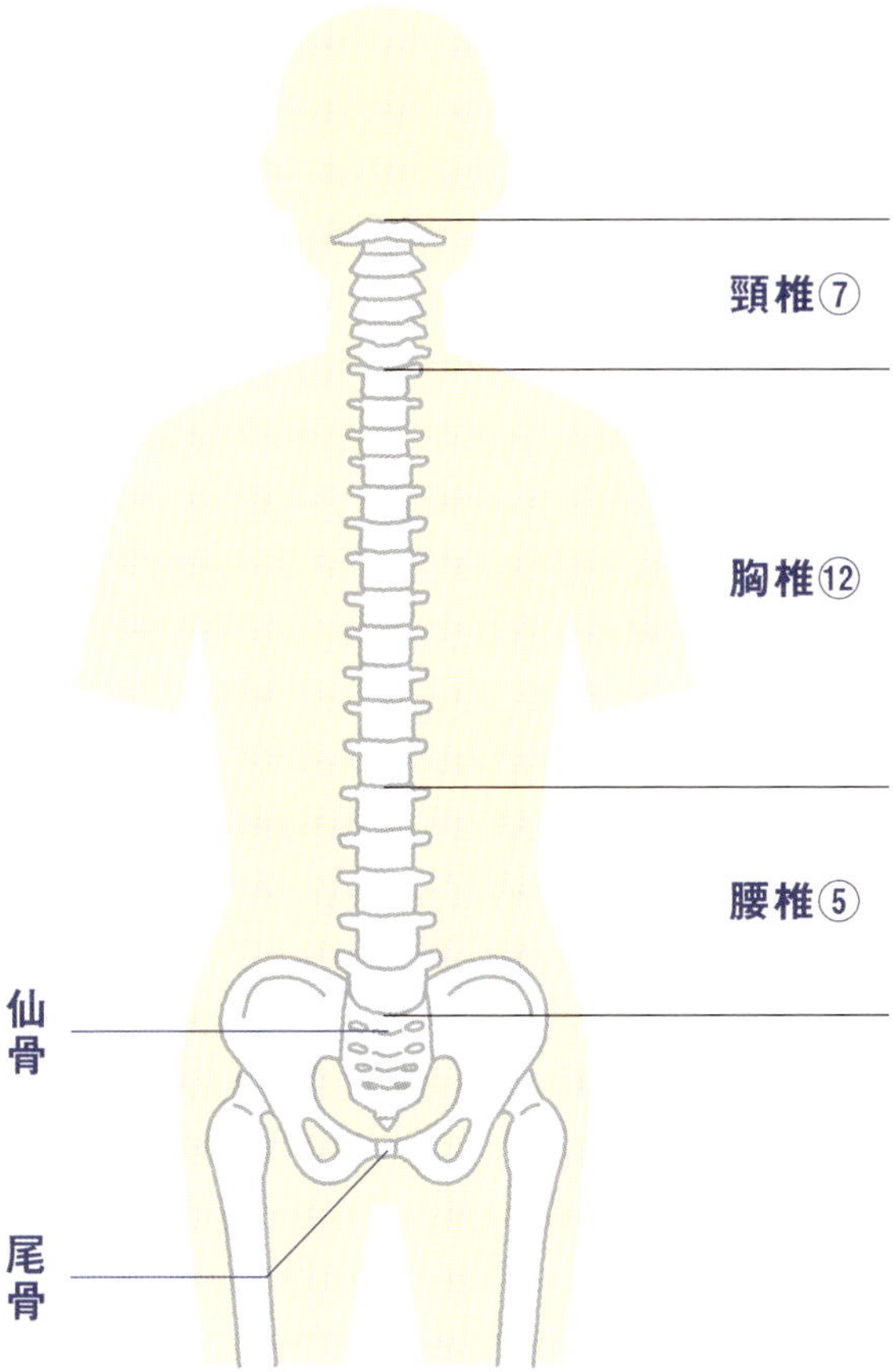

への影響も大きく、不良姿勢や椎間板の劣化などで背骨にゆがみが生じると、肩甲骨や股関節の位置まで悪化し、肩こりや首こり、腰痛といった症状を発症します。

とくに背骨の胸あたりに当たる「胸椎」がかたくなると、その下の「腰椎」への負担が増し、椎間板ヘルニアや腰部脊柱管狭窄症などを引き起こすこともあります。

背骨のケアで大切なのは、かたくなった背骨の動きを取り戻すこと。背骨まわりの筋肉の緊張をほぐすことで背骨の動きがよくなるほか、胸郭の広がりも改善されるため、深い呼吸ができるようになります。

背骨は直接手が届かない部分も多いので、器具や重力をうまく使ってほぐしていきましょう。

あおむけ背中反らし

背骨
Body Part
SPINE

1 ローラーを横向きにして床に置く。

（ローラーは丸めたタオルなどでも代用可）

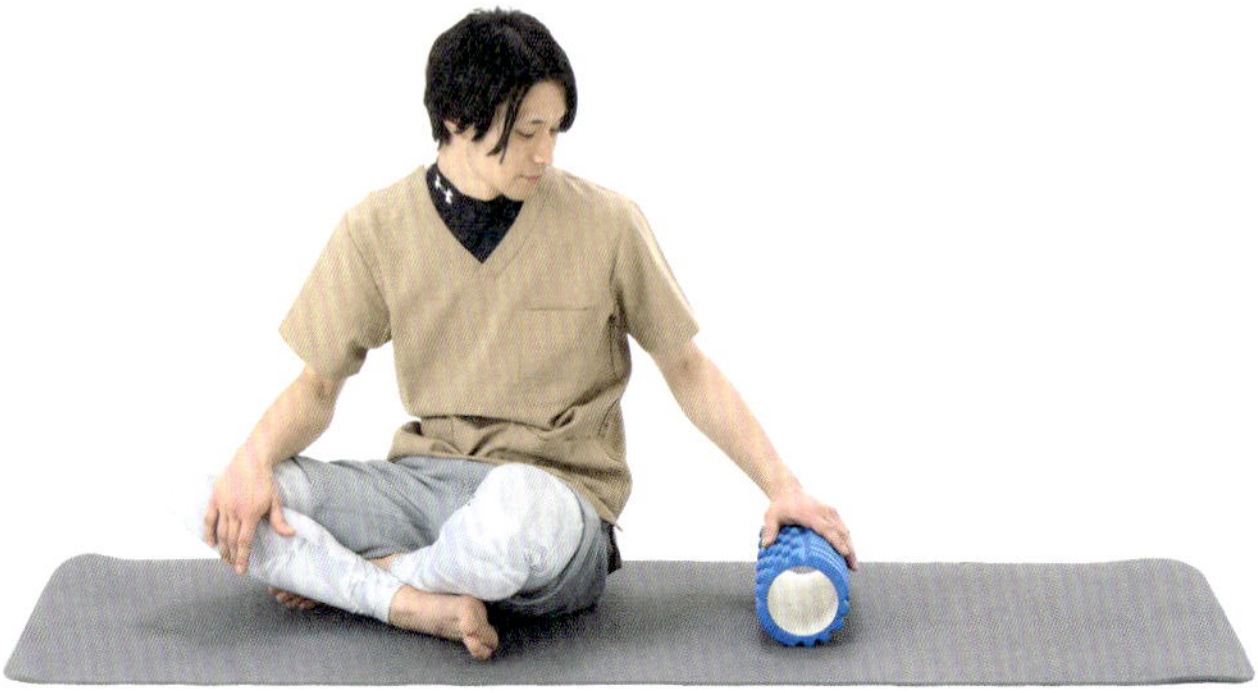

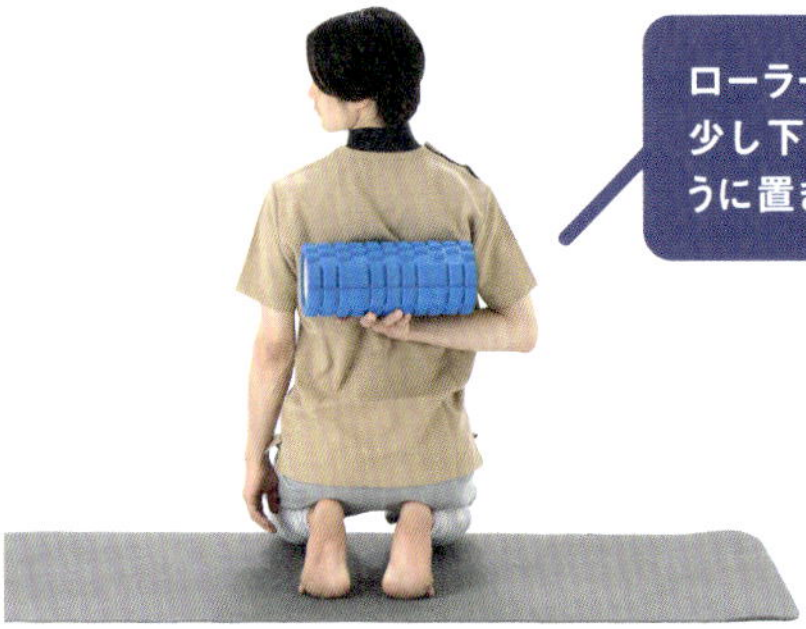

ローラーは、肩甲骨の少し下あたりにくるように置きましょう。

まずは背骨ケアの基本、「反らす」動きから

まず、「背筋をシャキッと伸ばす」のをやめてください。
背中がかたい状態で背筋を伸ばそうとすると、ギューッと力んでしまい背中の筋肉がよりかたくなったり、急に力を入れたことで痛めてしまうことすらあります。

そもそも、かたくなってしまった背骨の動きを自分の力だけでやわらかくするのは、不可能です。

2 ローラーの上であおむけになり、ひざを曲げる。

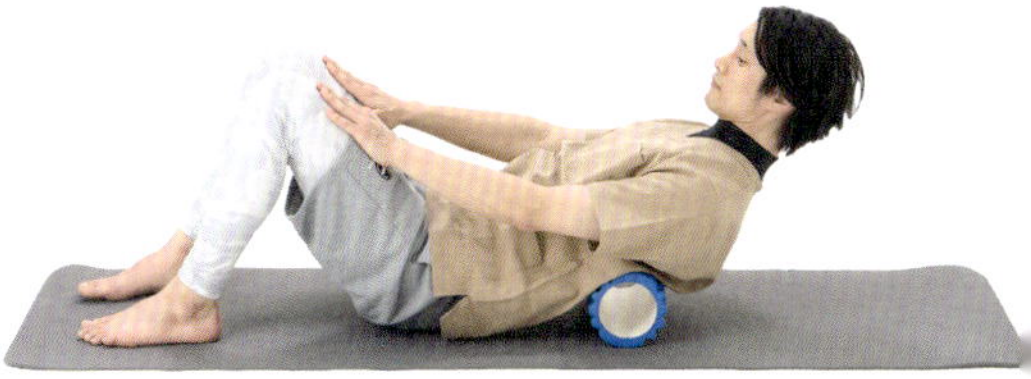

3 腕を広げて、ゆっくりと深呼吸をする。

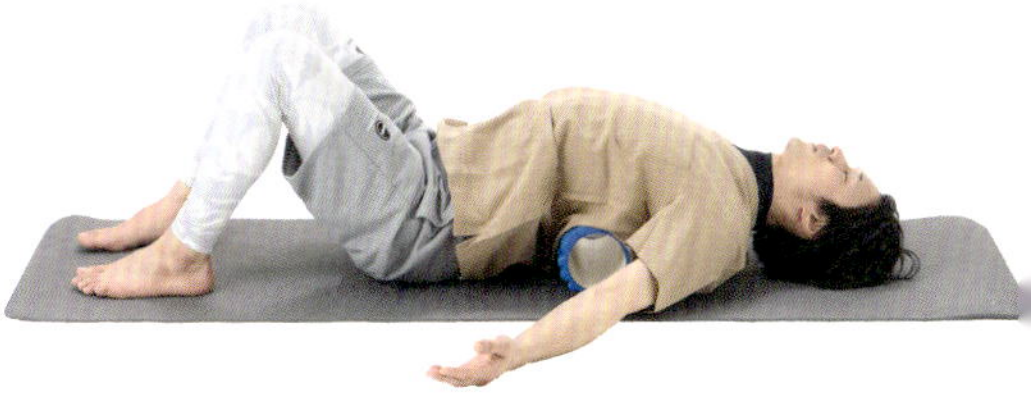

応用編

背骨の伸びを感じたら、以下の2種類のストレッチもやってみましょう。肩甲骨の位置改善と、背骨をひねる動き改善の効果を追加できます。

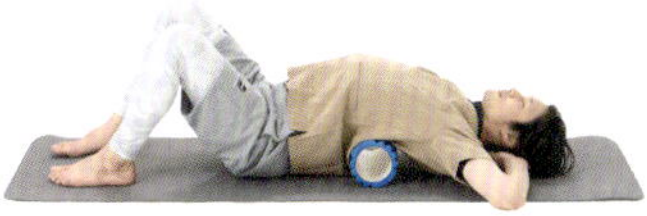

頭の後ろで手を組み、ひじを広げる。

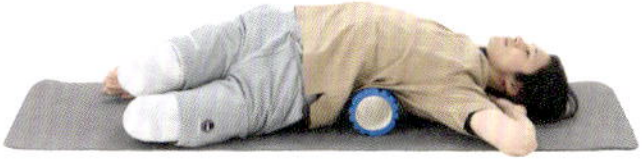

ひざを左右に倒して背骨をひねる。

じゃあ、どうやって
背骨を動くようにするのか？
ポイントは、
「脱力」と「重力」です。

まずは、「脱力」。
関節を動かすには、
関節のまわりについている筋肉を
「ゆるめる」ことが必要。
そして次に、「重力」。
脱力したまま背中を反らすには、
「重力」を使わないと不可能です。
自身の体重をうまく使って、
気づかないうちにかたくなって
しまった背骨の動きを
ほぐしていきましょう。

結果、背骨が起きて姿勢がよくなる！

頭の上で合掌　背中反らし

背骨
Body Part
SPINE

肩甲骨の位置まで、一気に修正する超優秀背骨ケア

1 両ひざをついて座り、ソファやベッドに両ひじをつく。

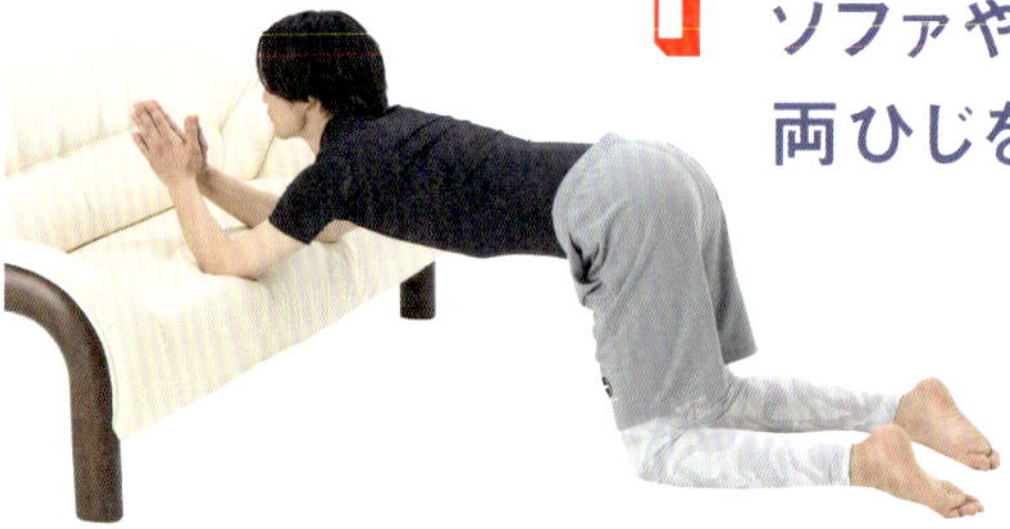

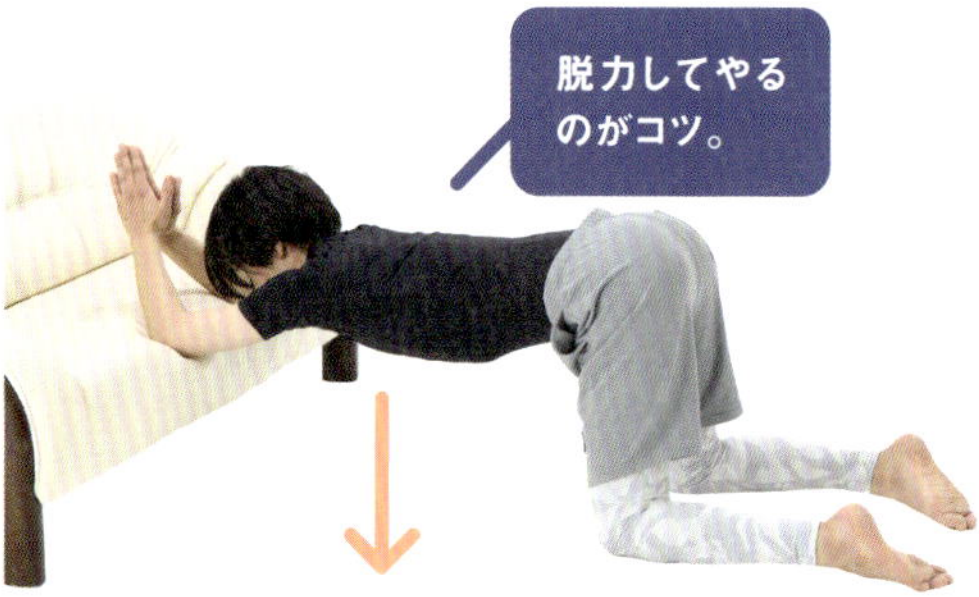

2 両腕の間に頭を入れながら、胸を下に落としていく。

このケアでは、背骨とセットで肩甲骨の位置に大きな影響を与える「広背筋」もケアできます。ここがかたくなると、背中の張りや猫背などを引き起こします。

Instagramで1万6000回以上保存された、背骨と広背筋を一度でケアできる超優秀なセルフケアがこれ。

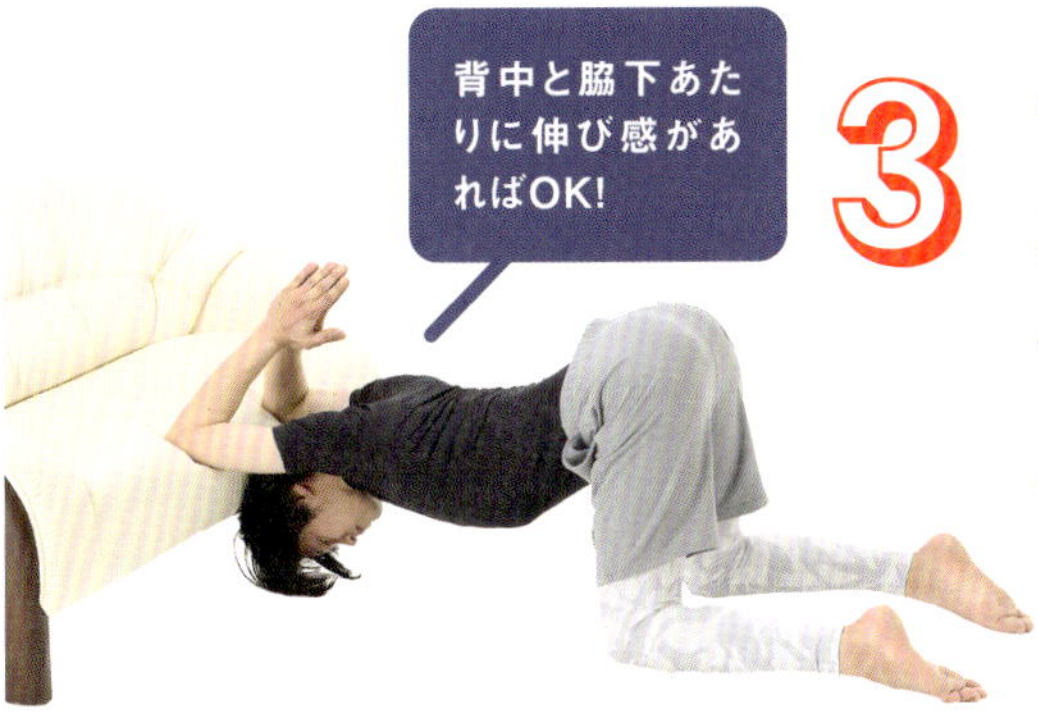

3 背中と脇下あたりがしっかり伸びるまで反らす。

4 背中を丸める→反らすを繰り返す。

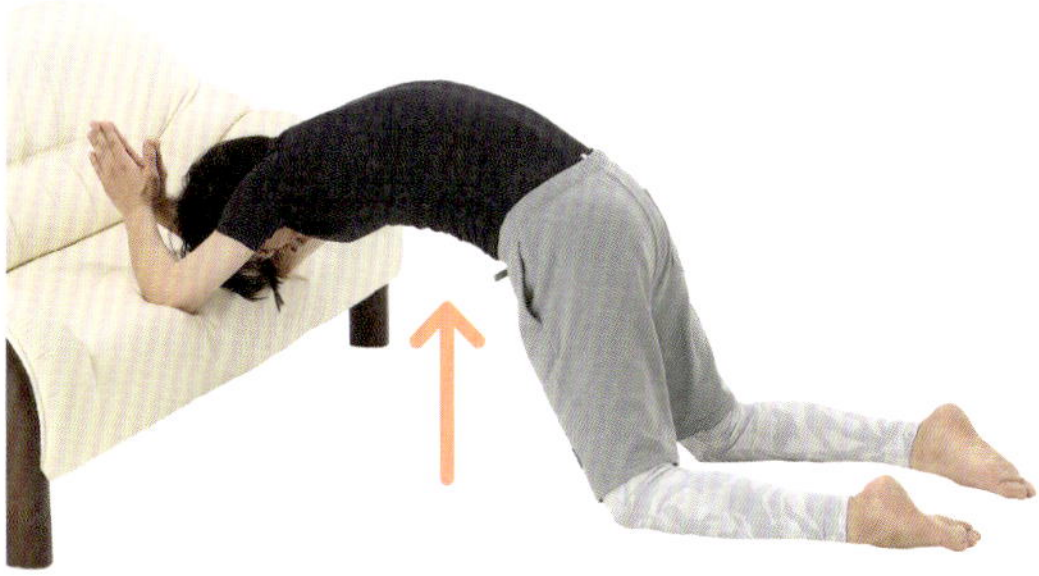

結果、猫背と巻き肩をダブルで改善！

まずは重力をうまく使うことで、
脱力&即効性が両立できます。
さらには四つんばいに近い
姿勢で行うことで、
腰を反らさない状態で、
背中の関節をねらって
動かすことができます。
背中を反らすケアには、
背中ではなく腰が反ってしまう
ものも多いのですが、
その心配もありません。

猫背と巻き肩、
両方の原因になる広背筋を
背骨とセットでケアしましょう。

ストレートネックの問題は、「首」ではなく「背中」

ひじ反らしエクササイズ

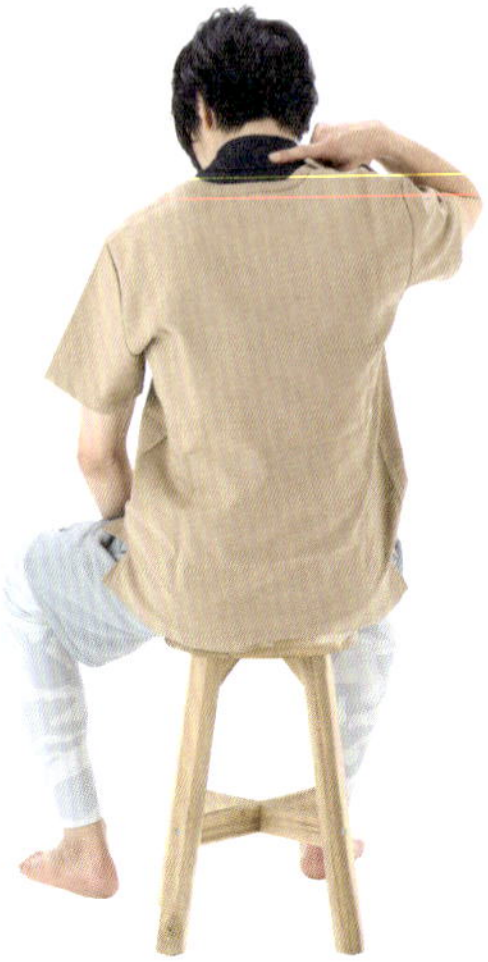

1 首の後ろにある出っ張った部分に両手の中指を当てる。

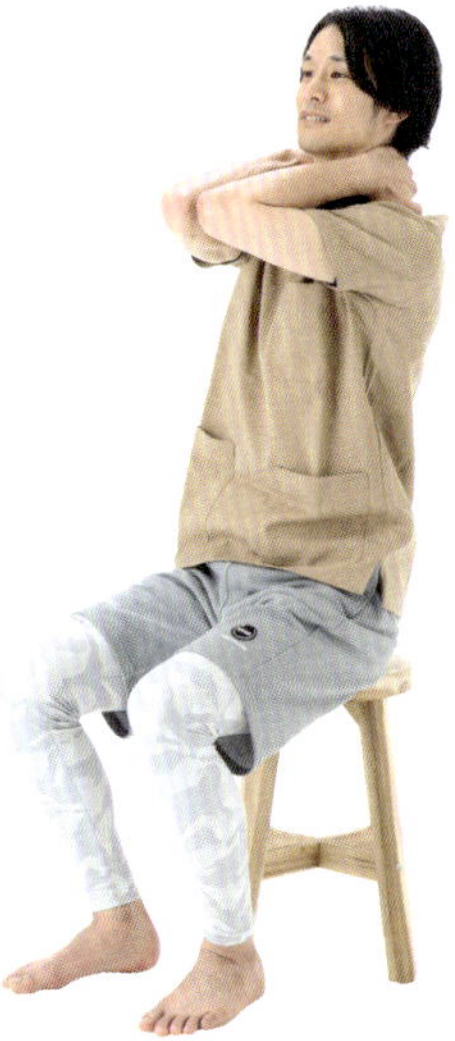

2 首を包むように手でつかんで両ひじを前に寄せる。

「スマホ首」とも呼ばれる「ストレートネック」は、首が本来のS字カーブではなく、まっすぐになっている状態。スマホやタブレットなどを長時間使用することで頭が前に出る姿勢が続くと、首の後ろの筋肉に大きな負担がかかります。

ストレートネックは首や肩のこりのほか、手指のしびれ、頭痛、吐き気やめまいを起こすことも

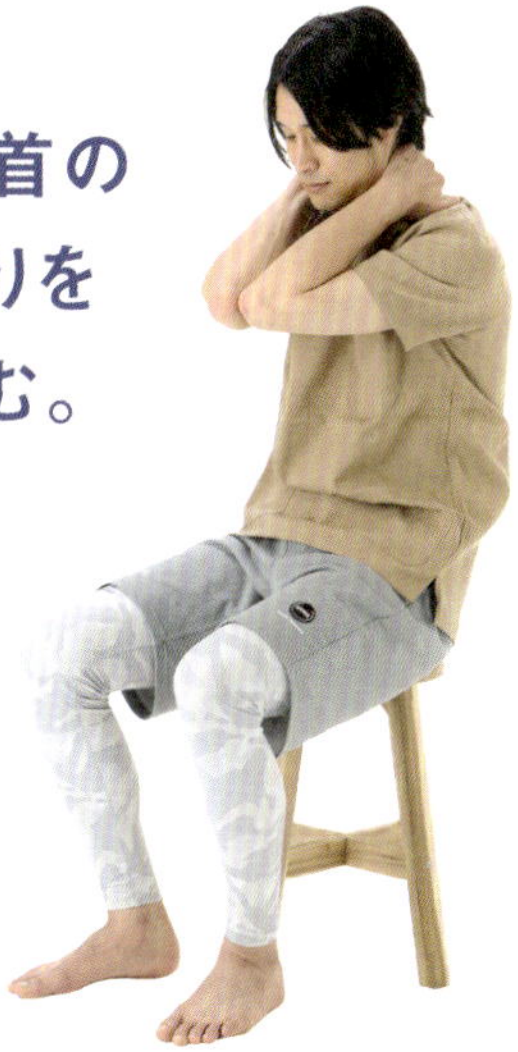

3 中指で首の出っ張りを押し込む。

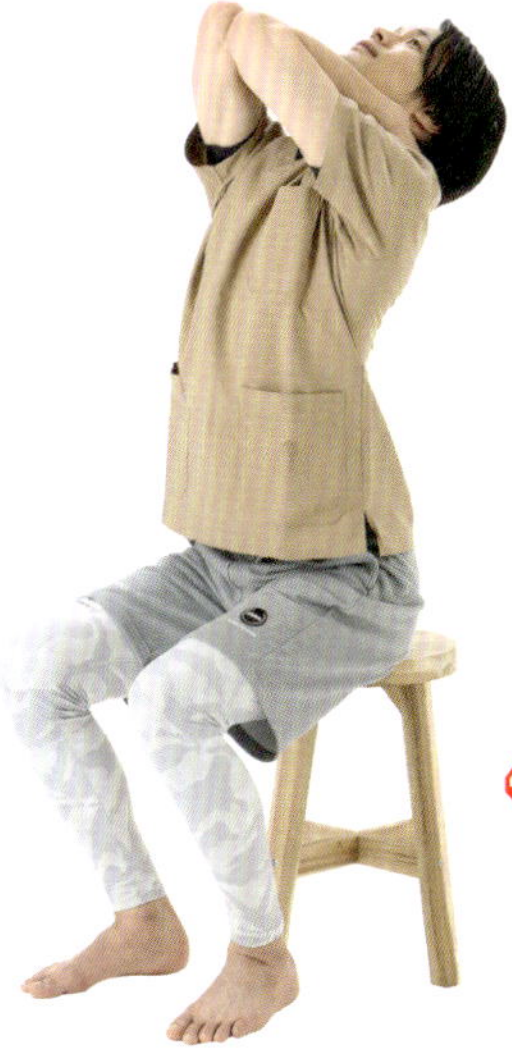

4 両ひじを天井に向けて上げ、背中を反らす。

あります。

じつは、ストレートネックは「首」ではなく、「背中」の問題。

なぜなら首は、背中と頭をつなぐ場所で、背中が丸まると、前を見るために頭が前に出る。そうすると、相対的に首のカーブはなくなります。

だから、背中がまっすぐになれば、頭が体の真上に来るので、本来の「首のカーブ」ができます。

つまり、ストレートネックを改善するには、背中のケアが肝心なのです。

結果、ストレートネックは改善します！

背骨

Body Part
SPINE

壁に手をついて左右揺らし

背中がかたいと、痛みが全身に広がる

デスクワークなどで長時間同じ姿勢でいると、筋肉がこり固まり、全身の血流も悪くなります。すると背骨の関節も動きにくくなり、痛みが出たり、可動域が狭くなって張りを感じたりすることも。さらに悪化するとピリッとした痛みを感じるなど、体の不調にもつながります。

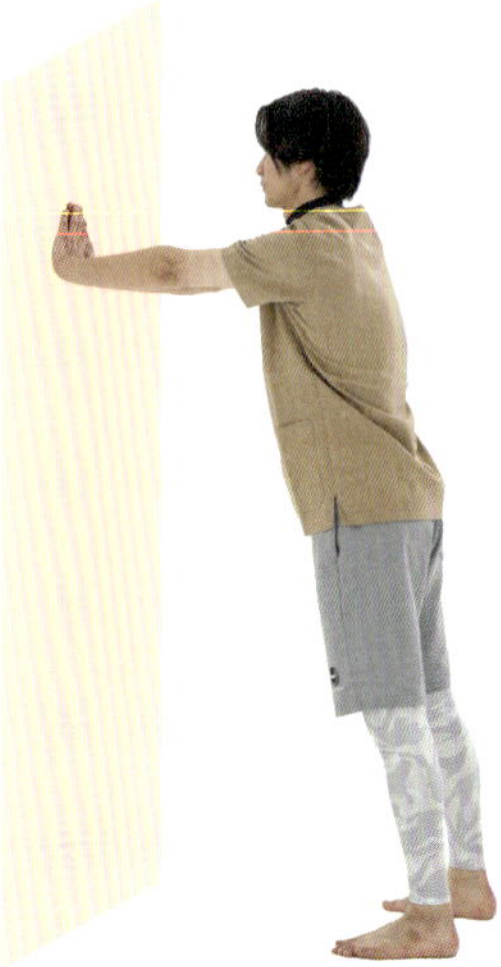

1 肩の高さで腕をまっすぐに伸ばし、壁に手をつく。

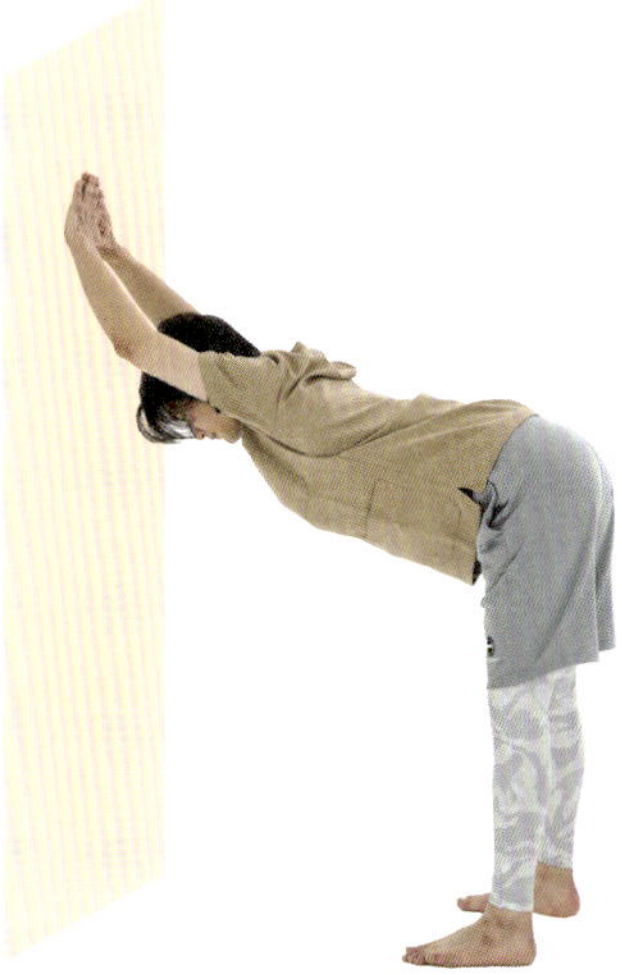

2 倒せる範囲で上体を前に倒す。

3 上体を左右に大きく揺らす。

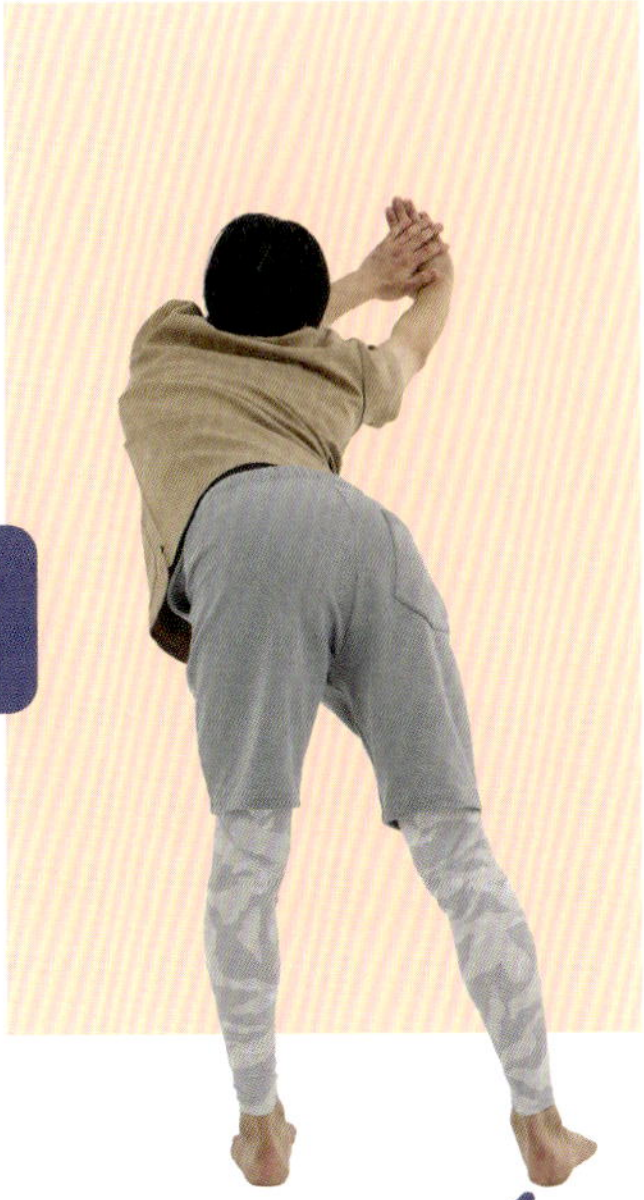
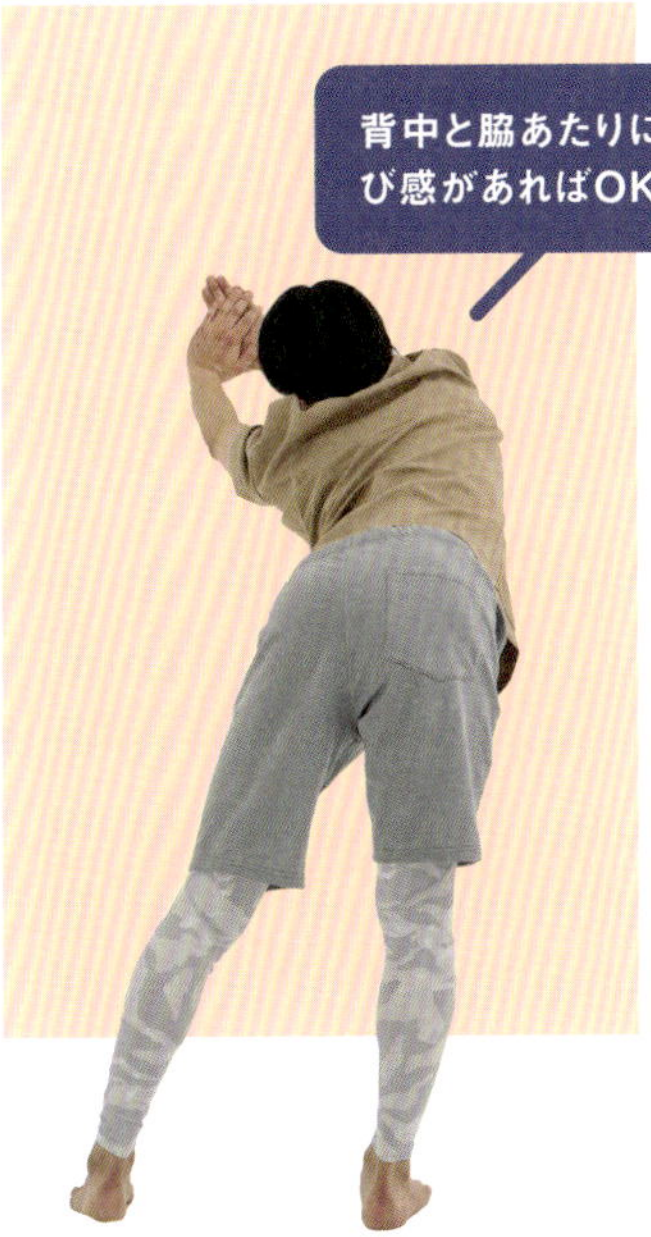
背中と脇あたりに伸び感があればOK!
かかとは上げてもOK!

そこで、
「老後のための寝る前1分」ケア。
なぜ「老後のため」かというと、
ほとんどの人が
「背骨」からかたくなっていく
からです。

そしてなぜ「寝る前」かというと、
背骨は寝ている間に
かたくなるから。

このストレッチを
寝る前に1分やるだけで、
老後の体はもちろん、
朝から「カラダ、軽っ！」
ってなりますよ。

結果、体が軽くなる！

コラム　セルフケアの心得　その①

効果的な
セルフケアの順序

「運動しているのに、なぜ体に痛みが出るのですか？」と聞かれることがあるのですが、運動をしていれば体は万事OK、ではありません。

痛みの出ない体にするには体をやわらかくすることが重要ですが、体をやわらかくするということは、関節の動く範囲を広げるということ。そして、その関節をまたいでついているのは筋肉なので、関節の可動域を広げるためには、まず筋肉をやわらかくする必要があるのです。

運動する前に、まずは筋肉をマッサージして「力み」を取り除く、あるいはストレッチによって関節の動く範囲を最大限に広げましょう。その広げた可動域は実際に使わないとまたかたくなってしまうので、ここでエクササイズ（運動）です。大きく動くようになった関節を、日々の運動で動かすことで、その可動域を維持できるのです。

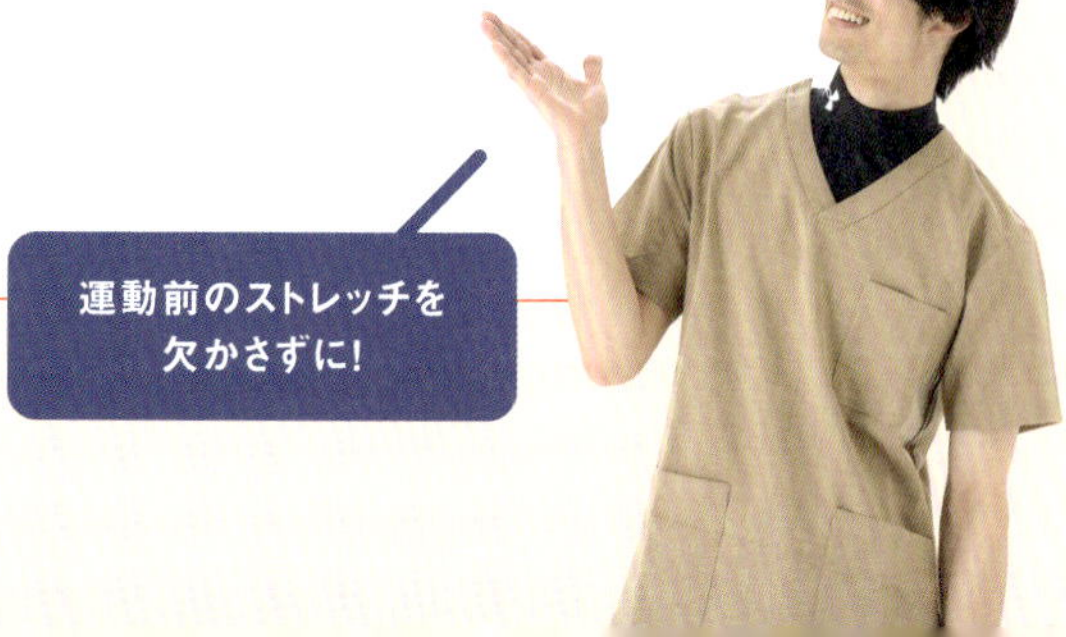

第2章

PART 2

器用すぎて痛みやすい 股関節

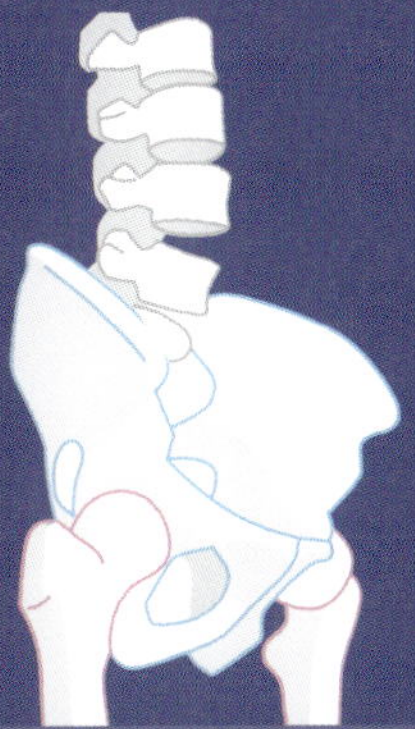

股関節

体重を支えるひざや足への影響大

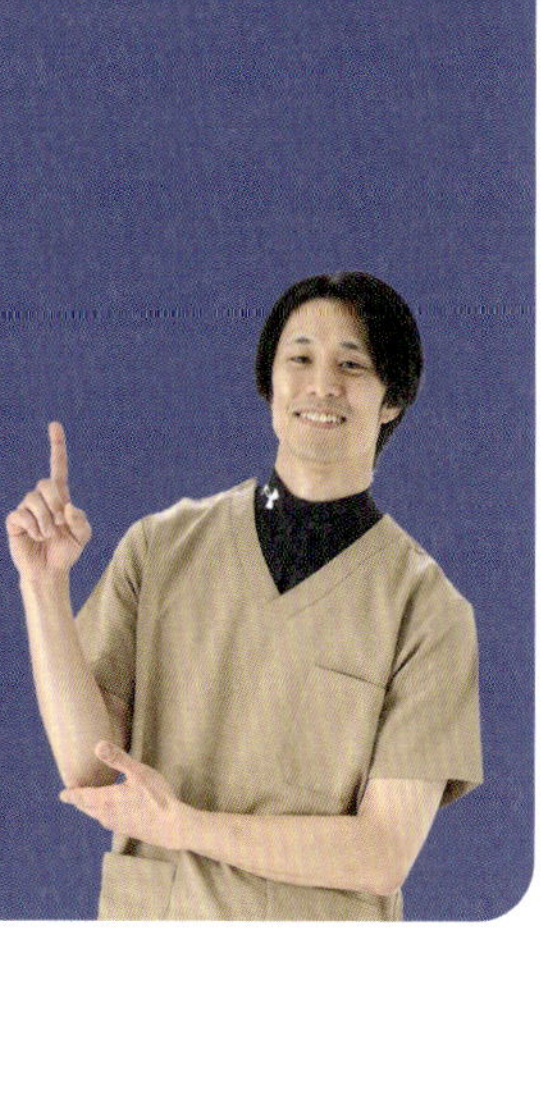

「変形性股関節症」が
悪化すると
人工股関節が
必要になることも

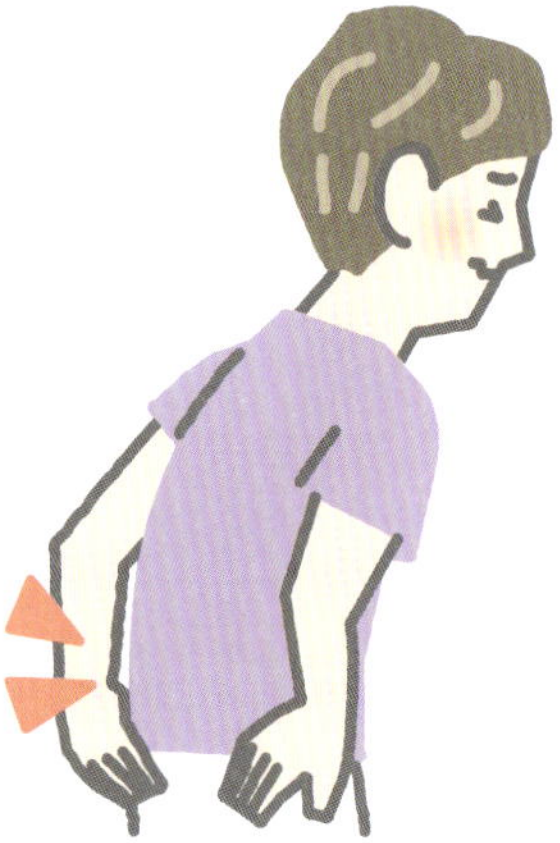

股関節とは両脚の付け根にある関節で、大腿骨と骨盤がつながっている部分を指します。体のなかでももっとも大きな関節のひとつで、「骨盤」のくぼみと「大腿骨」の頭がカップとボールのように接して形成されています。

体重という大きな負荷がかかるため、痛みや故障が発生しやすい部位のひとつです。加齢などに伴い、間にある軟骨がすり減って股

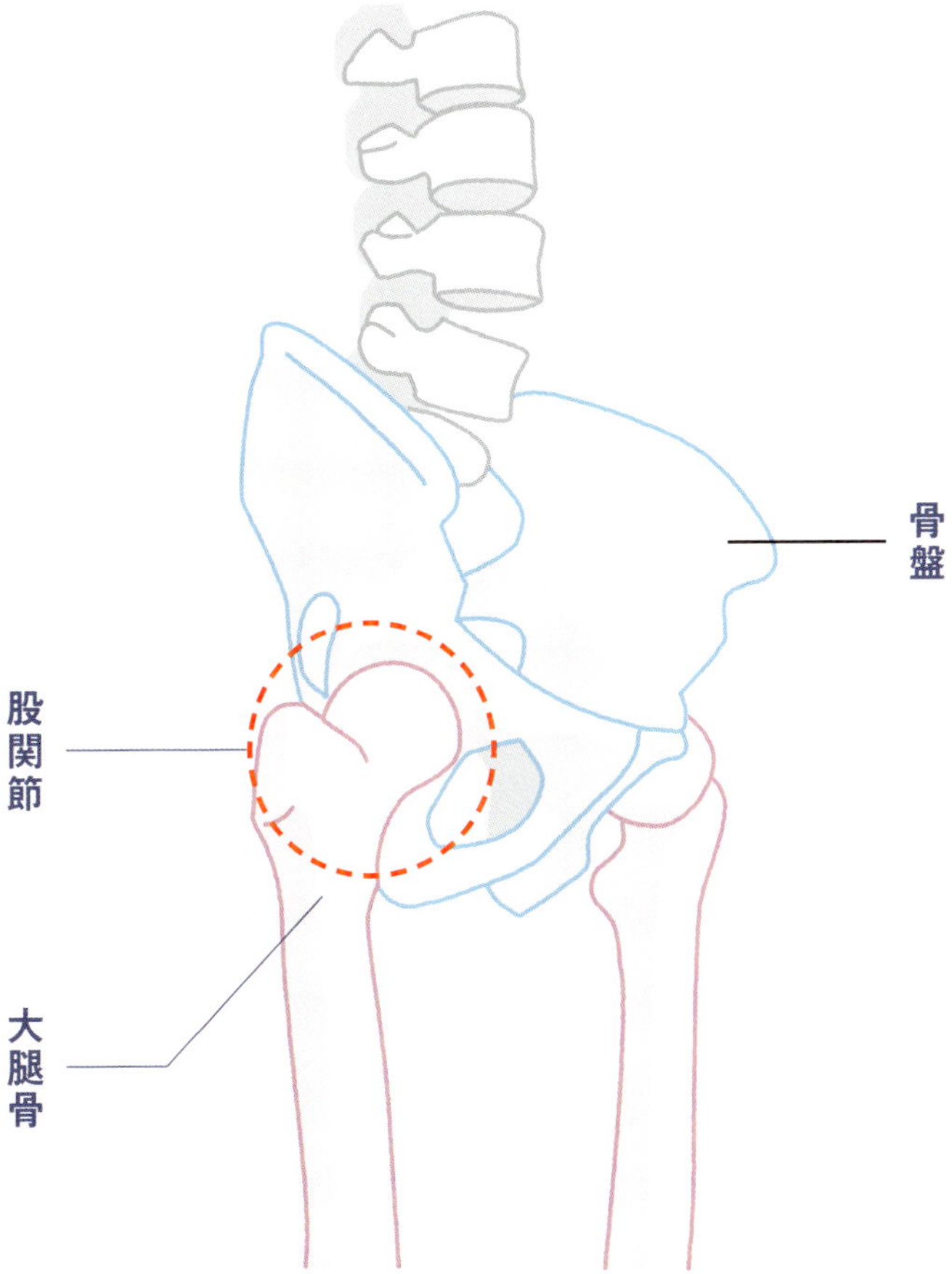

関節が変形すると、「変形性股関節症」を発症することもあります。

股関節の変形やかたさに大きく関わるのが、股関節の「かぶり」です。「かぶり」というのは、大腿骨のボールに骨盤のカップがどのくらいかぶさっているかという「面積」のこと。股関節の動きがかたい人は、この「かぶり」が浅い可能性が高いです。

加えて、股関節はカップとボールの形なのでさまざまな方向に動きます。股関節がかたくなると、大きな動きを担えないひざや足が股関節の動きをカバーしようと無理をして、痛みが出ることも。

したがって、股関節の動きを広く保っておくことは超重要。次ページからのセルフケアでそれを実践していきましょう。

小殿筋マッサージ

股関節

Body Part
HIP JOINT

股関節が「つまる」人は、おしりの前側の筋肉をほぐして

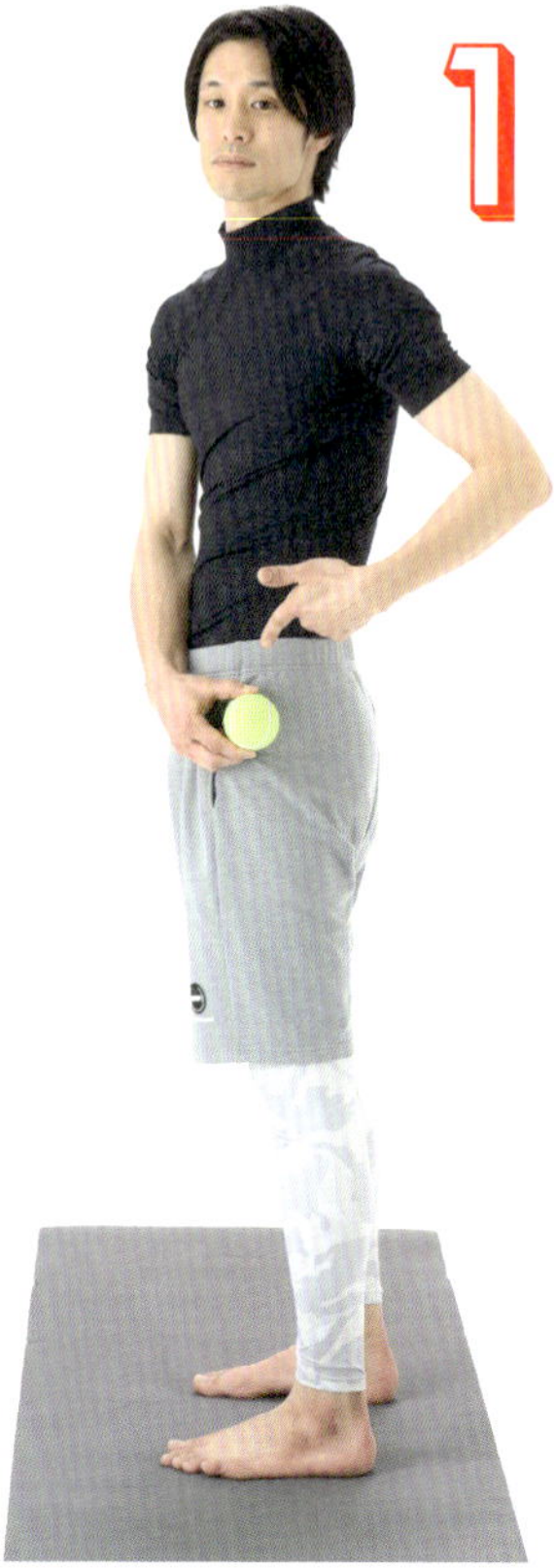

1 おしりの側面の前寄りにテニスボールを当てる。

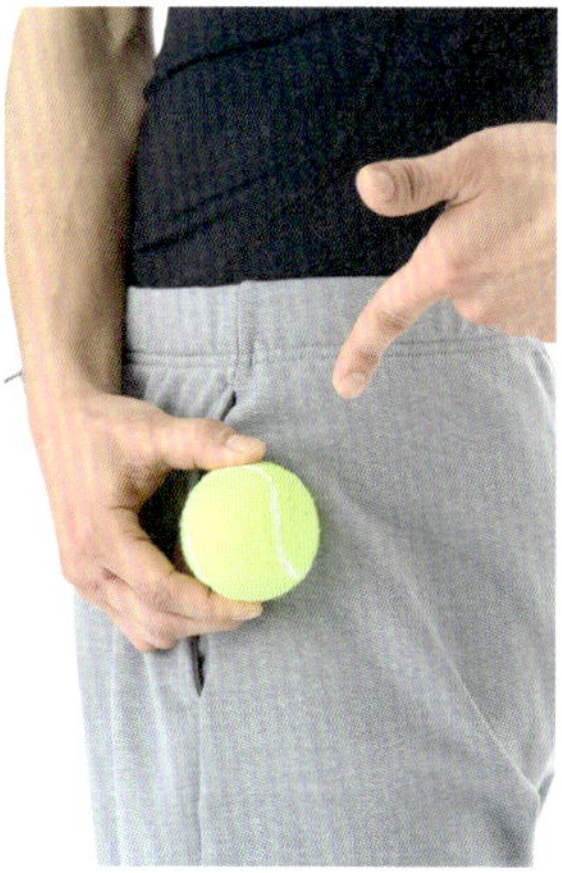

股関節がなめらかに動かず、「つまる」ような感覚があるかも。そういう人は、おしりの筋肉をやわらかくすることが大事。

股関節は大腿骨の「ボール」と骨盤の「カップ」からなる関節で、本来、股関節を曲げるときには、大腿骨のボールが上に「転がる」動きと、下に「すべる」動きが、セットで起こります。

下に「すべる」動きがあるから、股関節の上にスペースができ、接触せずにスムーズに動ける。

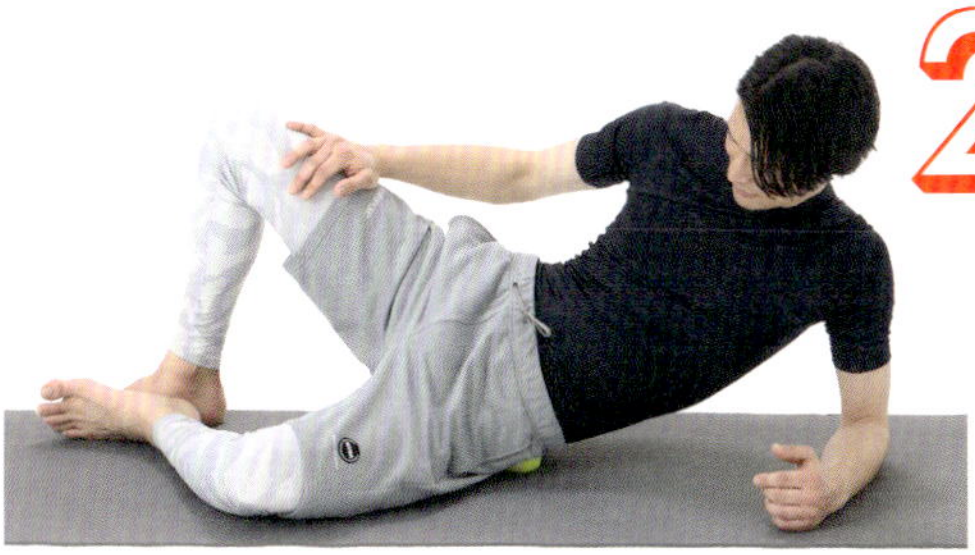

2 床に横向きになり、テニスボールの上に乗って、体重をかける。

3 ズーンと響くような痛みを感じる場所をねらって、位置を調整しながら体重をかける。反対側も同様に行う。

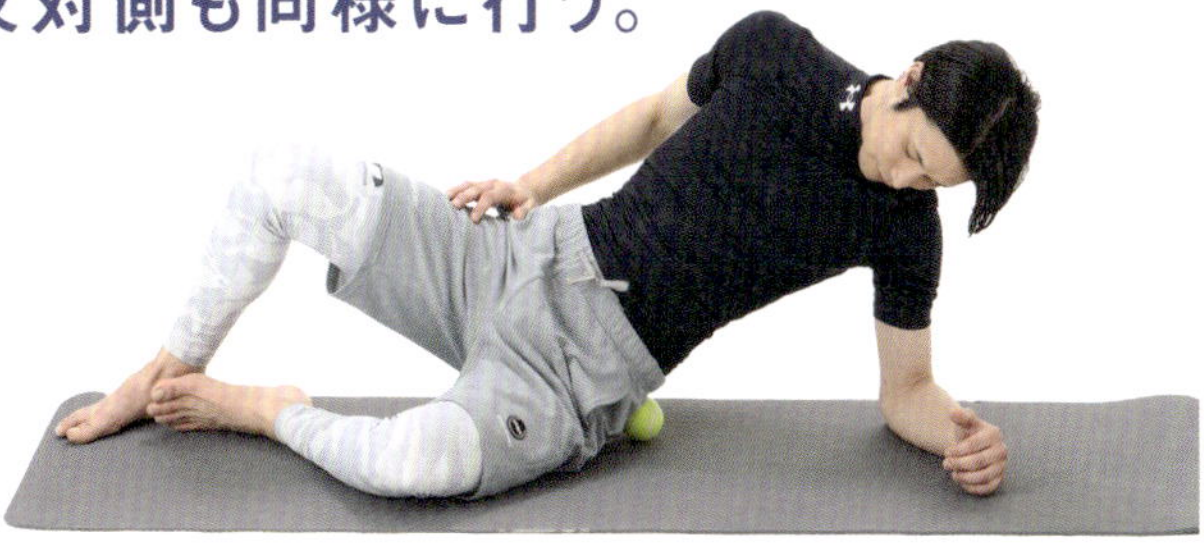

結果、股関節の「つまり」が取れる！

おしりの前側の筋肉がかたいと、後ろに「すべる」動きが止められてしまうので、股関節の前側にスペースが作れなくなり骨盤のカップとぶつかって、「つまる」というわけです。

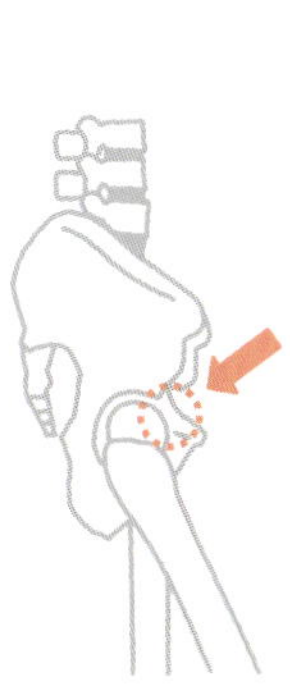

股関節の前側がつまる。

この「つまり」を取るために、おしりの前寄りの筋肉をやわらかくしていきましょう。

片ひざ立ちで腸腰《ちょうよう》筋ストレッチ

股関節

Body Part
HIP JOINT

歩幅が狭くなりがちな人は、腸腰筋がかたくなっている

1 床に片ひざ立ちになる。

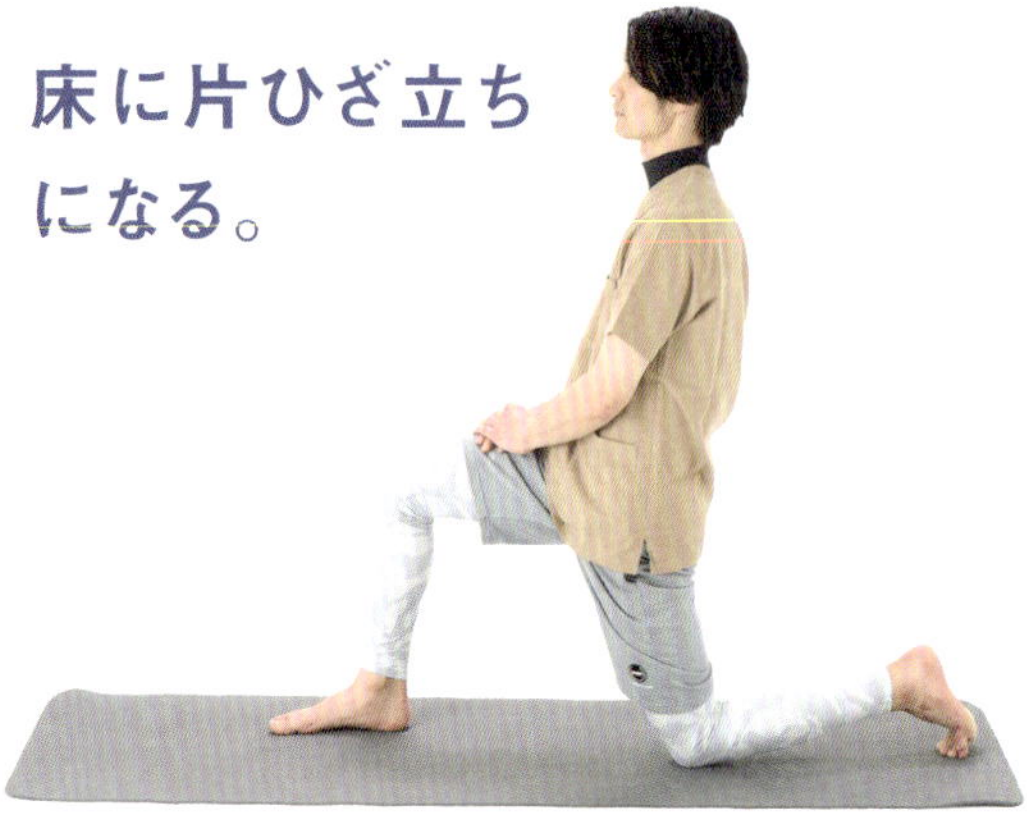

2 立てた前側の脚に、体重を移動する。

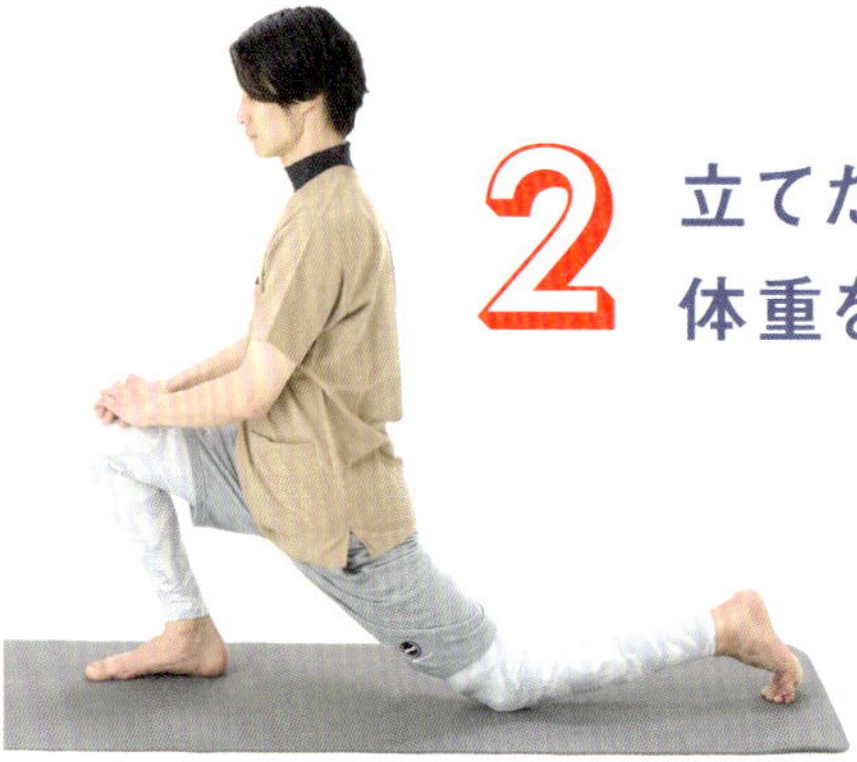

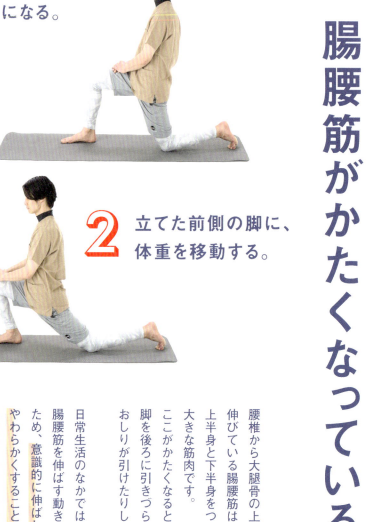

腰椎から大腿骨の上部まで伸びている腸腰筋は、上半身と下半身をつなぐ大きな筋肉です。ここがかたくなると、脚を後ろに引きづらくなったり、おしりが引けたりします。

日常生活のなかでは、腸腰筋を伸ばす動きがあまりないため、意識的に伸ばしてやわらかくすることが大事。腸腰筋がかたくなってしまうと、自然と前かがみになってしまい、

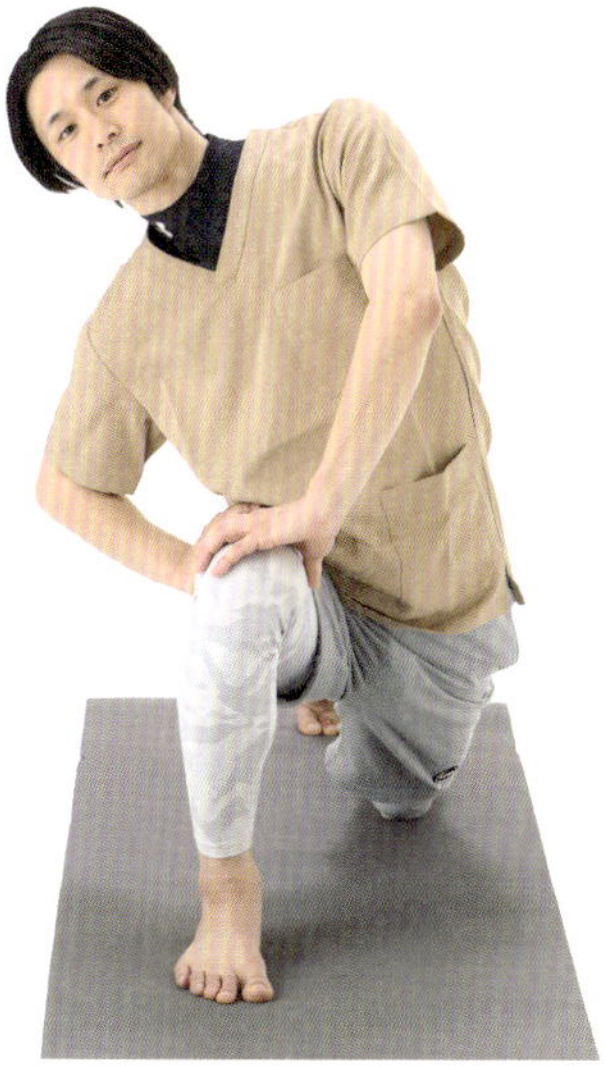

3 立てたひざ側に上体を倒す。

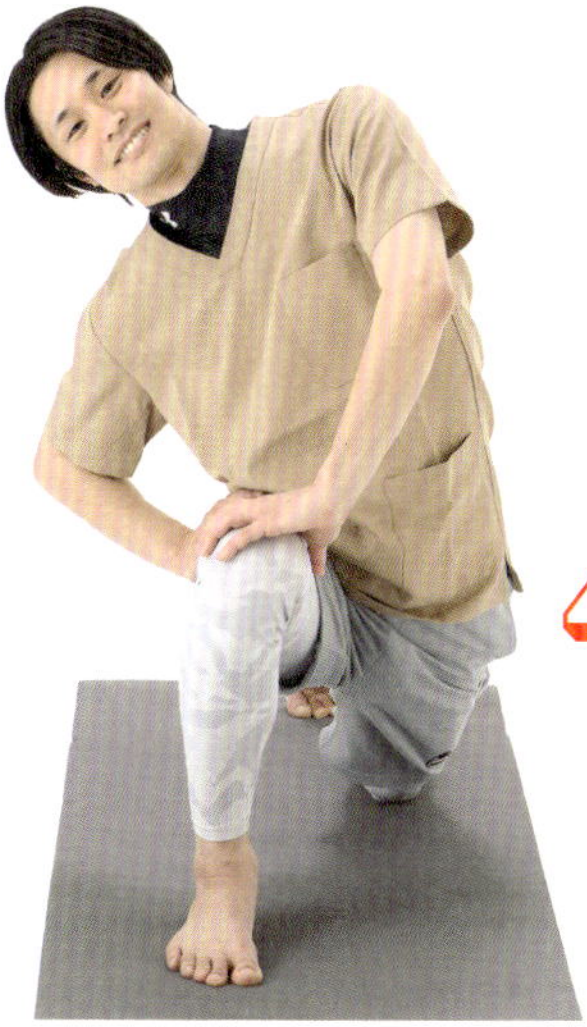

4 後ろ側の脚の鼠径《そけい》部（太ももの付け根）が伸びる位置で10秒キープする。反対側も同様に行う。

それが原因で腰痛、坐骨神経痛を
発症することもあります。

大切なのは、
後ろ脚の付け根を
前に突き出す動き。
前側の脚と同じ側の骨盤を
手で横に押すと、
より鼠径部が伸びて
効果が出ます。

大きい筋肉がゆえに、
大きい影響をもたらすので、
ぜひしっかりと
ケアしていきましょう！

結果、腰痛や坐骨神経痛の予防にも！

ジャックナイフストレッチ

股関節

Body Part
HIP JOINT

ハムストリングをケアする即効前屈改善ストレッチ

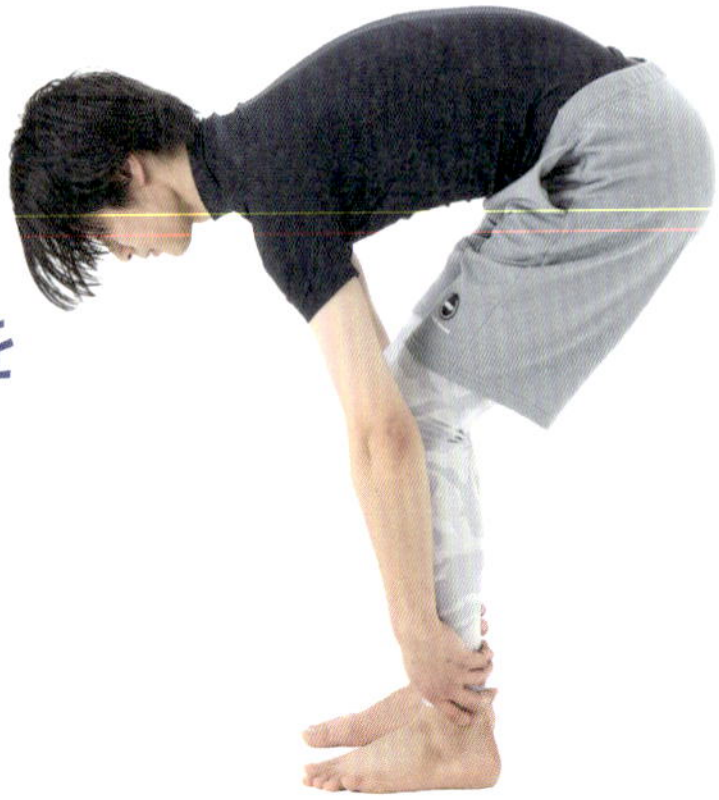

1 立ったまま前屈し、ひざを曲げて足首をつかむ。

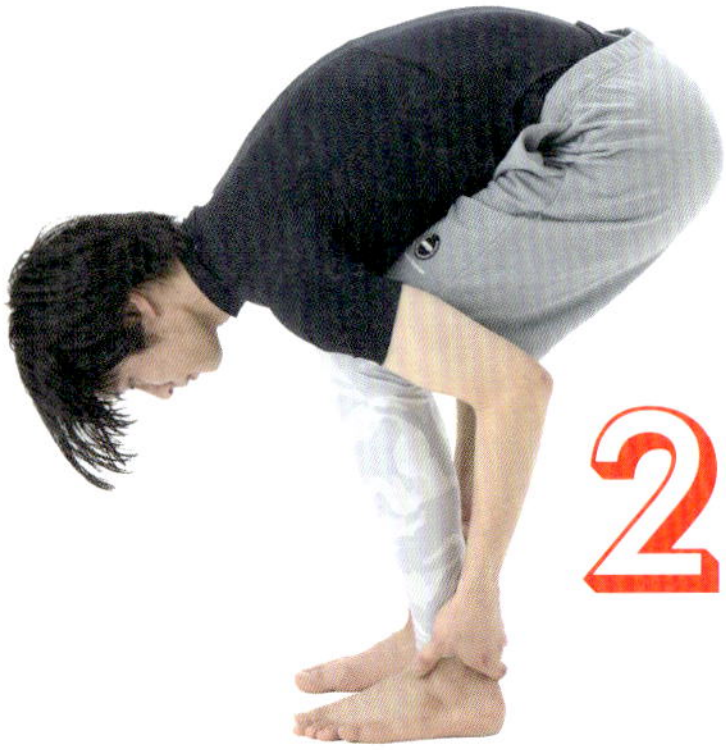

2 足首をつかんだまま胸と前ももをつける。

もも裏のハムストリングがかたくなると、ひざが伸びにくくなり、歩きづらさや痛みにもつながります。まずは、立った状態で体の前で手を組み、つないだ手のなかを脚が通るかをやってみましょう。

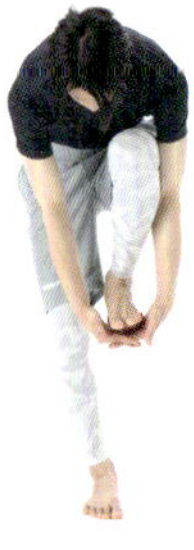

つないだ手のなかに、両足を透します。

次に、手をつないだままおしりが通るかやってみましょう。

3 ゆっくりとひざを伸ばして、伸ばしきったところで10秒キープする。

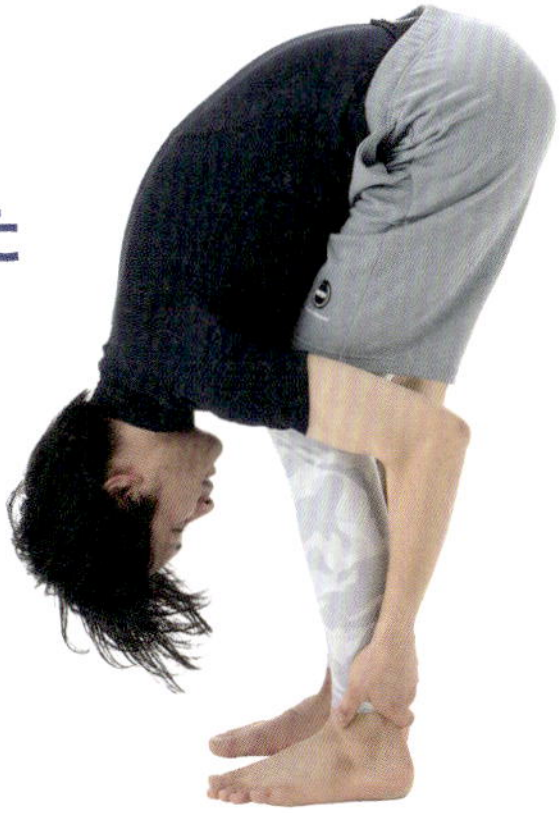

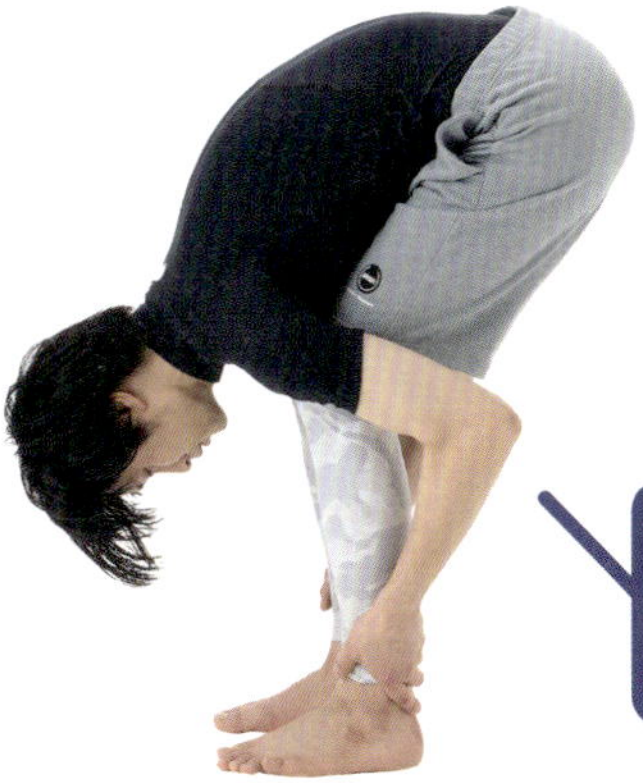

ひざを伸ばすのが難しければ、曲がっていてもOK!

結果、ひざが伸びてきれいに歩ける!

脚通しもおしり通しも、どちらもできなかった人は、ぜひこの**即効性抜群の前屈改善ストレッチ**を集中的に行ってください。このストレッチでハムストリングがやわらかくなり**ひざと股関節の可動域が確実に広がります。**チェック該当者さんはぜひこのケアを!

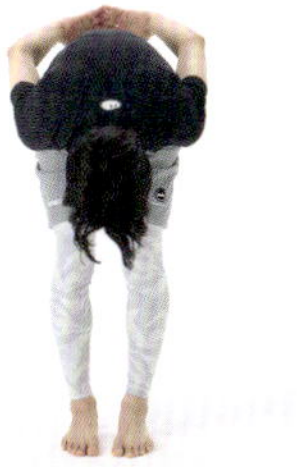

手をつないだまま背中のほうへと回し、おしりを通します。

座って内転筋ストレッチ

股関節

Body Part
HIP JOINT

内ももがかたくなっていると、ひざや足首が痛むかも？

1 椅子に浅めに腰かけ、脚を広げ、ひじを伸ばしてひざの内側に手を当てる。

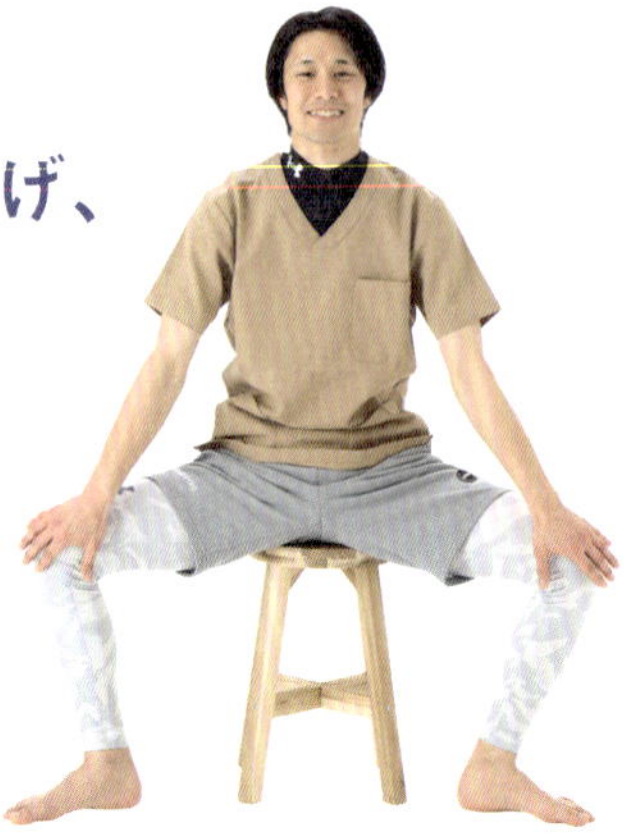

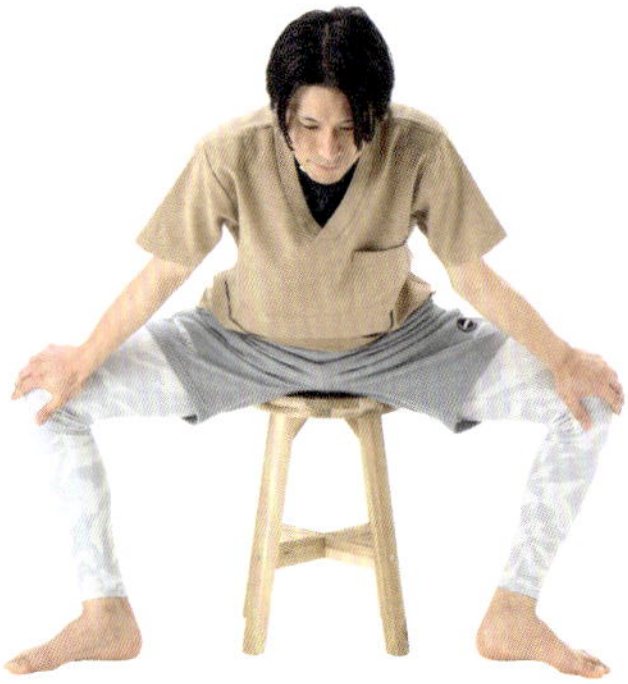

2 ひじは伸ばしたまま、上体をゆっくりと前に倒す。

内転筋とは、もものの内側にある筋肉です。ここがかたくなると、骨盤が後ろに押し込まれたり、おしりが外にせり出したりしてひざがX脚気味に。その状態で立ったり歩いたりしていると、ひざのX脚が足のアーチをつぶす原因となり、ひざや足の痛みにもつながってしまうのです。日常の歩き方や姿勢にも影響する部位なので、しっかりケアしていきましょう。

3 ひざを外に押し出すように肩を内側に入れて、そのまま10秒キープする。

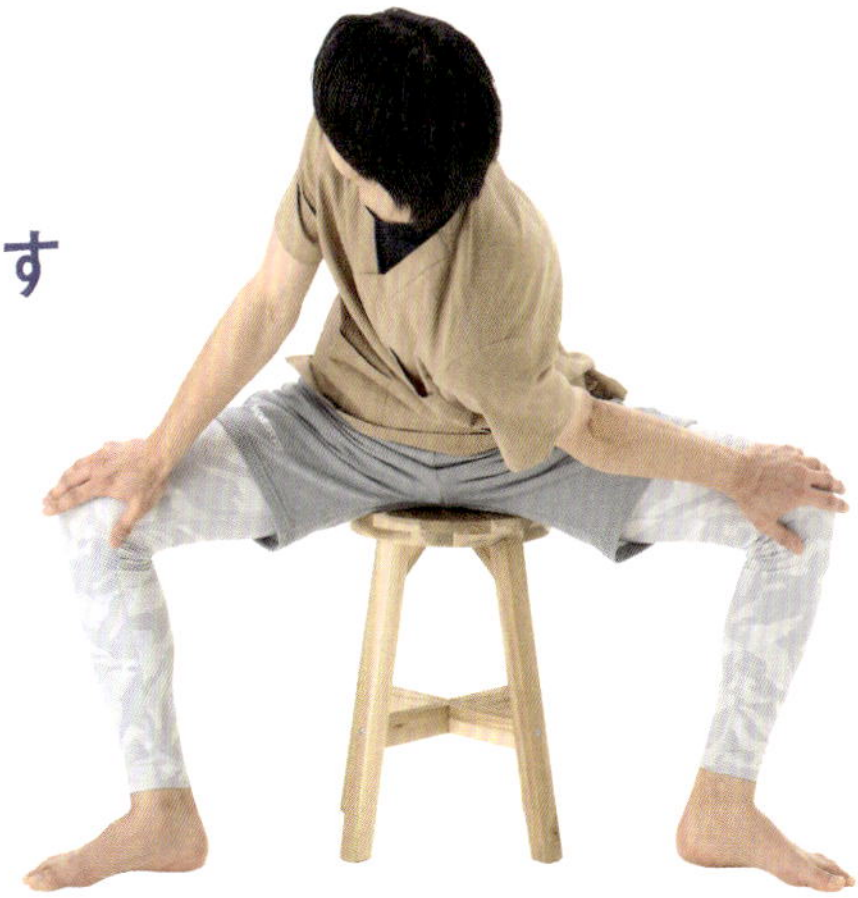

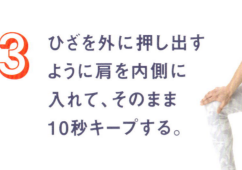

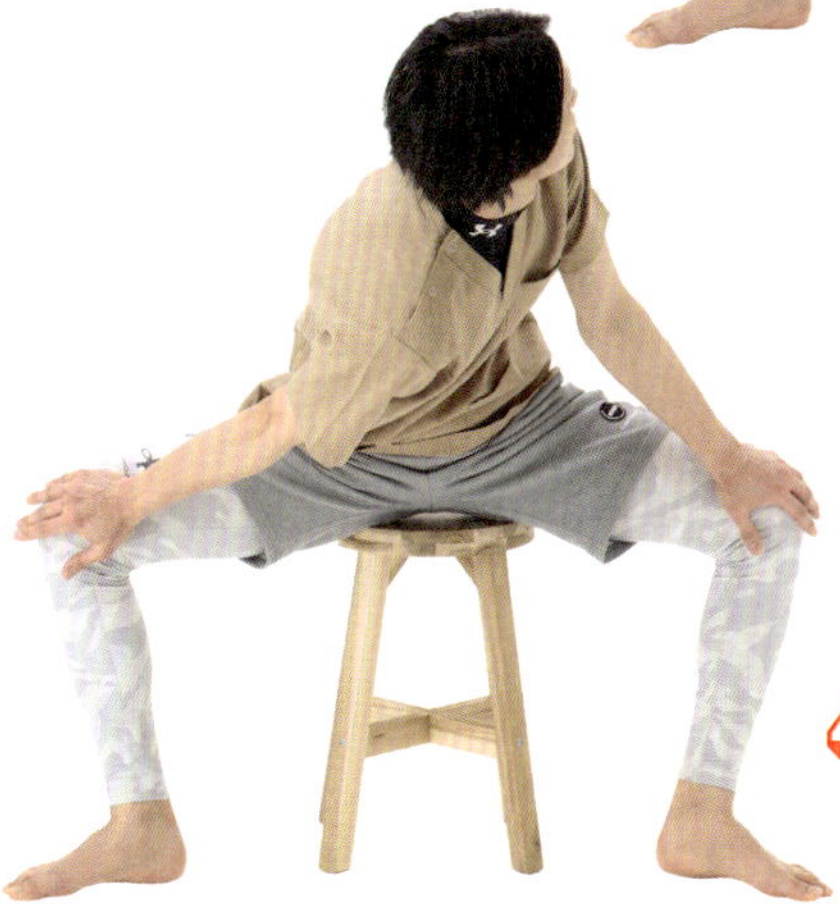

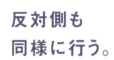

4 反対側も同様に行う。

結果、立ったときの姿勢もよくなる！

内転筋のストレッチは難しいものが多いのですが、椅子に座ってやると簡単にまわりの筋肉は脱力した状態で内もものストレッチができます。

ひじを伸ばしたまま上体を前に倒すのがこのケアのポイント。ひざを外に押し出す力が働いて、内ももにも伸び感が出るはず！前屈するだけでも十分ストレッチになりますが、肩を前に入れてひざを外に押し出すことでより伸び感を得られますよ。

コラム　セルフケアの心得　その②

セルフケアって、1日何個やるべき?

結論から言うと、1個でも、10個でも、数はあまり問題ではありません。大切なのは、「根本治療」につながるセルフケアを行うことです。

「根本治療」は、その症状が出ない体にすること。対して「対症療法」とは、いまの痛みや症状を緩和するためのケアのこと。痛みの原因が姿勢なら、痛みが出ない体にするために姿勢をよくする治療が「根本治療」です。

腰痛の大もとの原因が股関節のかたさだった場合、腰の筋肉だけマッサージしても、その直後は痛みが取り除けるかもしれませんが、また痛みは出てきます。なぜなら、股関節のかたさを改善しない限り、すぐに元の状態に戻ってしまうからです。でも、大もとの原因である股関節のかたさをケアすれば、腰の痛みが出にくくなります。

したがって、毎日のセルフケアは1日1個でもOK。でもその場合、必ず痛みの「大もとの原因」にアプローチするようにして、状態を改善していきましょう。

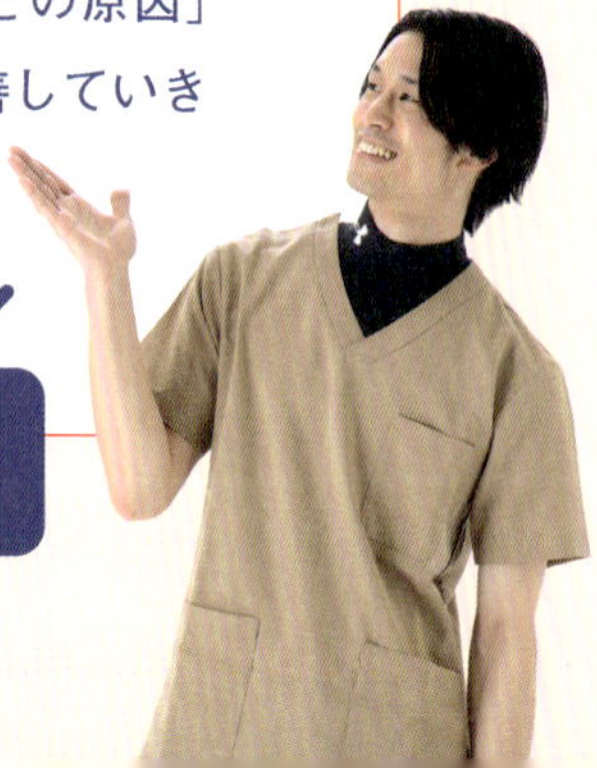

1日1個でいいので、
根本治療をしていきましょう!

第3章

PART 3

猫背や巻き肩のおもな原因 肩甲骨

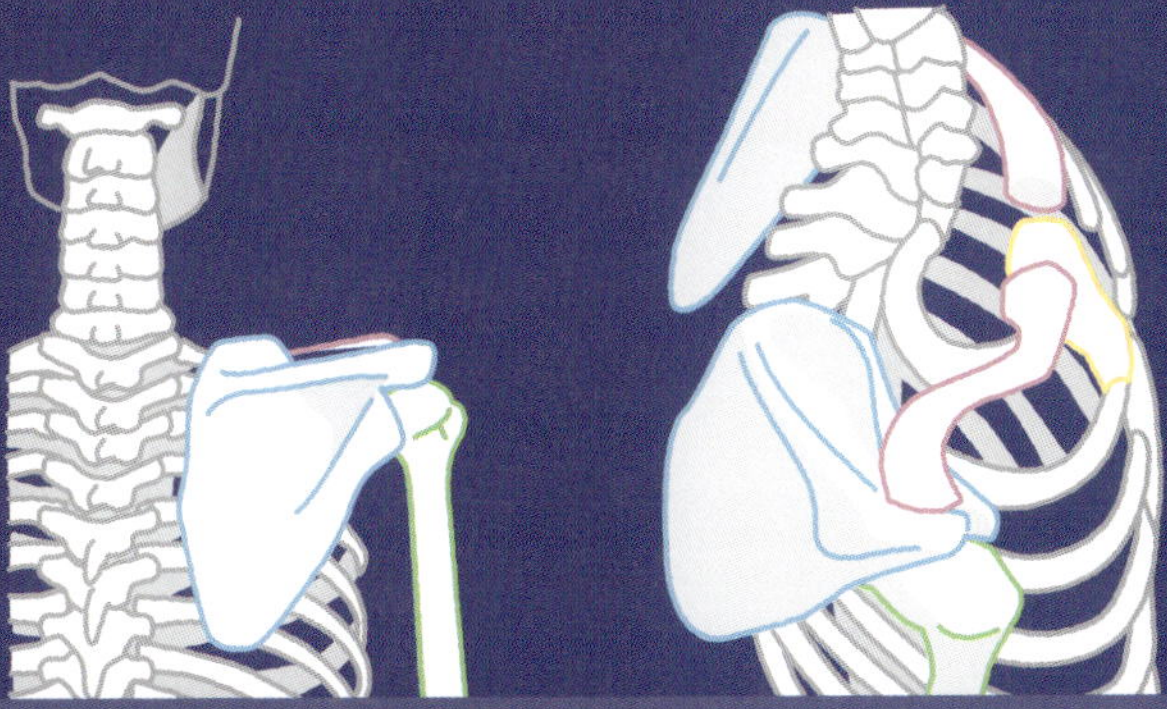

肩甲骨

肩まわりの痛みにもっとも影響する

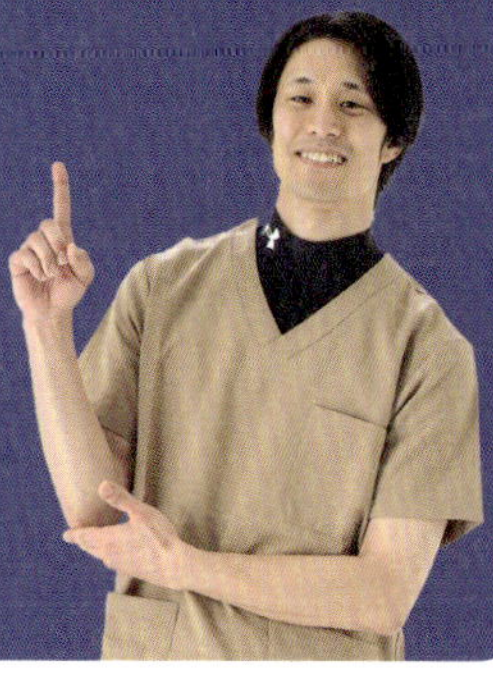

肩甲骨とは、背中の上部にある逆三角形の平らな骨で、肩関節を構成する骨を指します。

肩甲骨の周囲すべてに筋肉がついているため、他部位にも強く影響を及ぼします。

肩甲骨まわりの筋肉のかたさが原因で猫背になる人はとても多いです。猫背は背骨まわりの筋肉をかたく緊張させるので、腰、首へも負担がかかり、こりや痛みの悪

肩甲骨まわりの筋肉のかたさで猫背や巻き肩になることも

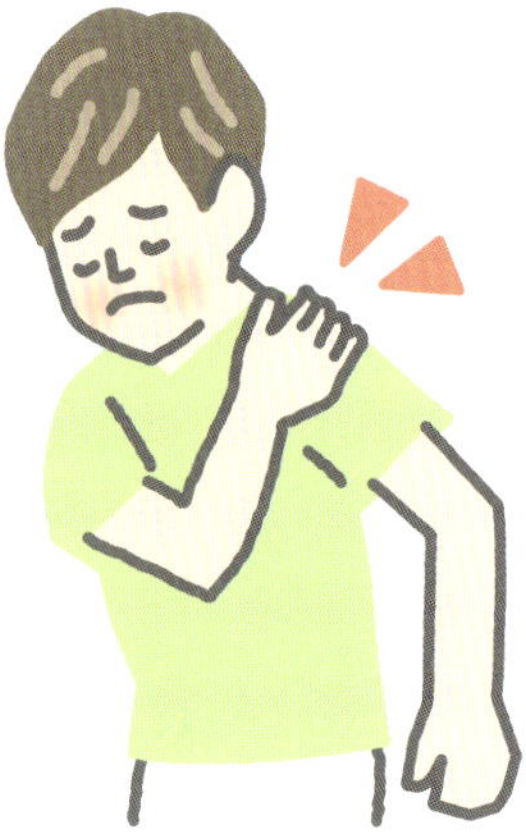

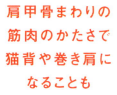

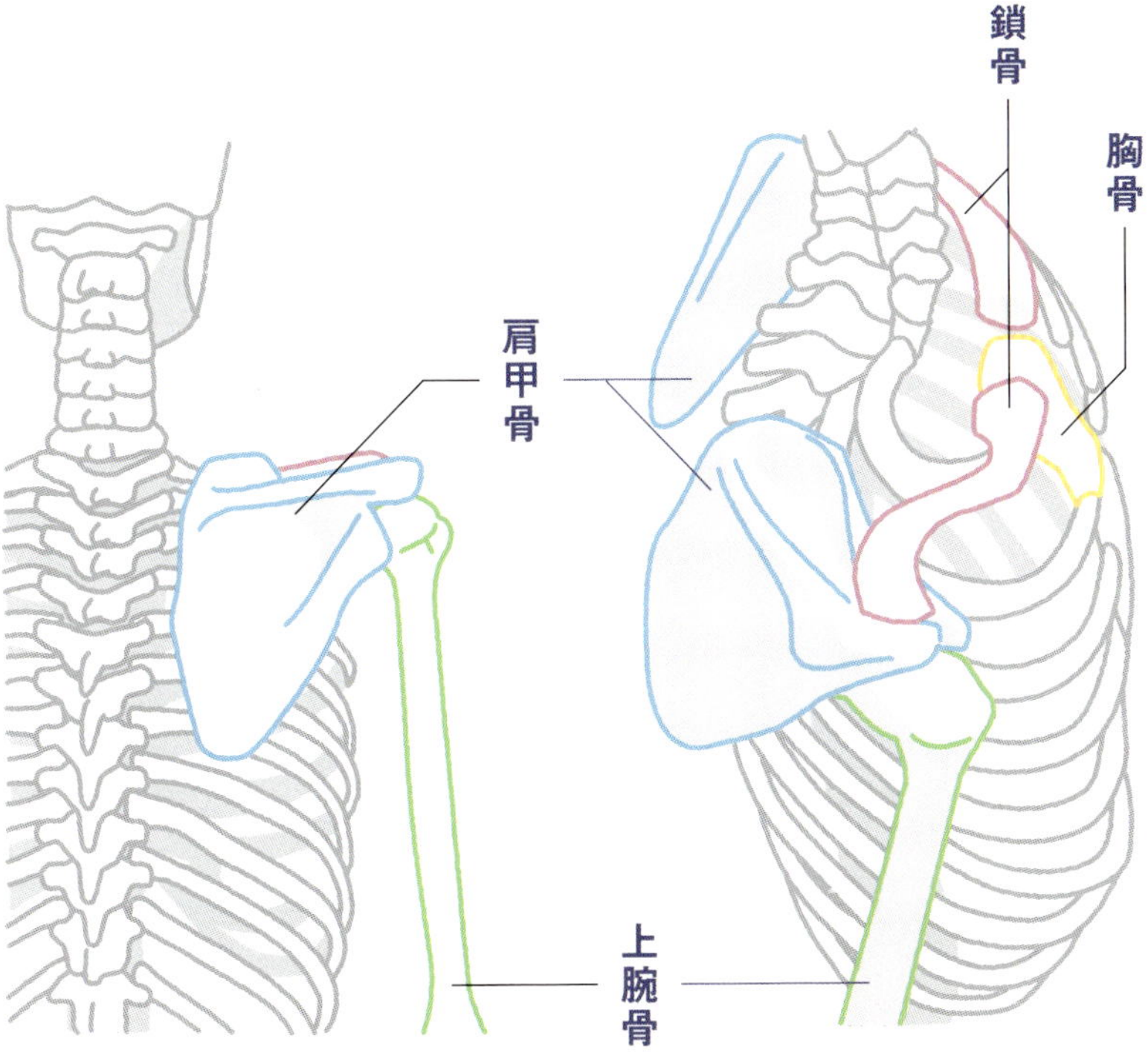

循環が広がってしまいます。

肩が内側に巻き込まれた姿勢の「巻き肩」も、肩甲骨が前に出て動きが悪くなっている状態から起こります。デスクワークやスマホの使用に伴う長時間の前傾姿勢によって、肩甲骨まわりの筋肉がかたまることが原因になることも多いです。

肩甲骨周囲の状態を良好に保とうと、肩をぐるぐる回すだけでは根本的な解決にはなりません。肩甲骨につながる筋肉のかたさをしっかりと取るケアをすることが大切です。

座ったまま行えるものも多いので、デスクワークの合間などにもぜひ取り入れてみてください。

小胸筋がかたいと、腕のしびれを感じるかも？

肩甲骨のまわりの筋肉がかたくなっていると、肩甲骨がひっぱられ、位置の悪化や動きのかたさが引き起こされます。小胸筋は、大胸筋という大きい筋肉の下にあり、押し込まないとさわれない筋肉なので、場所を覚えるのが大事。

小胸筋マッサージ

1

左手の親指で鎖骨を外側にたどっていくと骨の出っ張りにぶつかるので、その出っ張りの少し下に親指を当てて、奥にぎゅっと押し込む。

（下のイラスト参照）

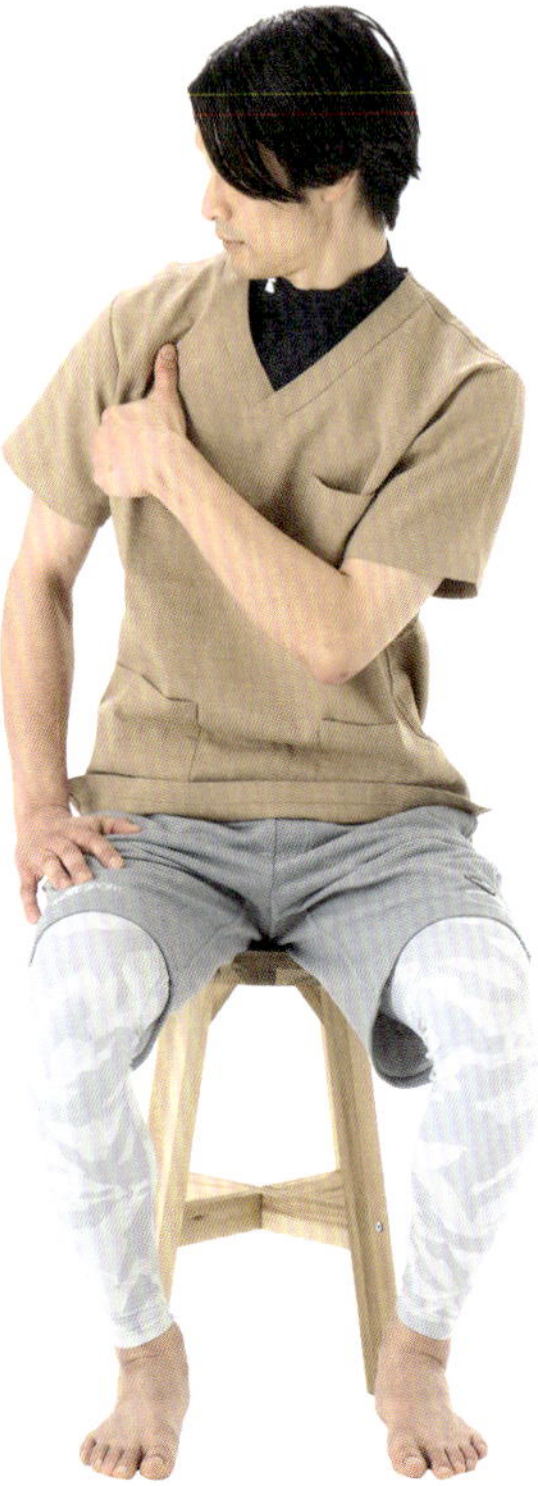

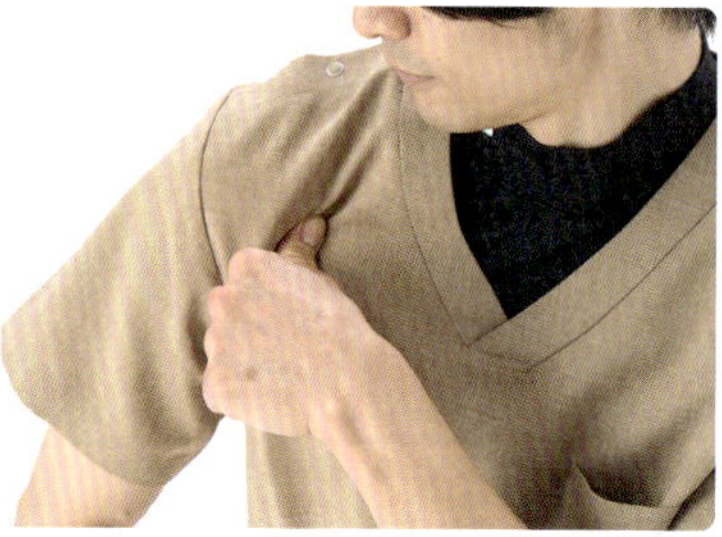

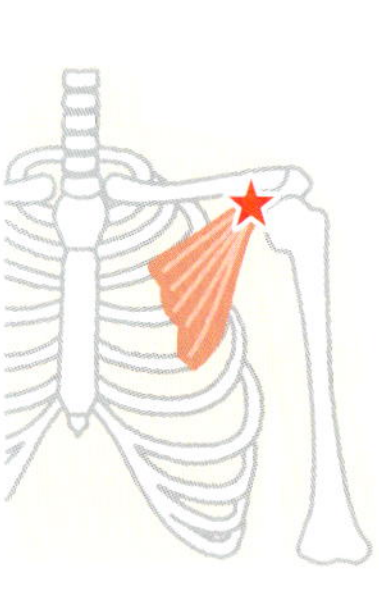

小胸筋の位置と親指を当てる場所。

2

親指に覆いかぶさるように、体の重さをのせる。反対側も同様に行う。

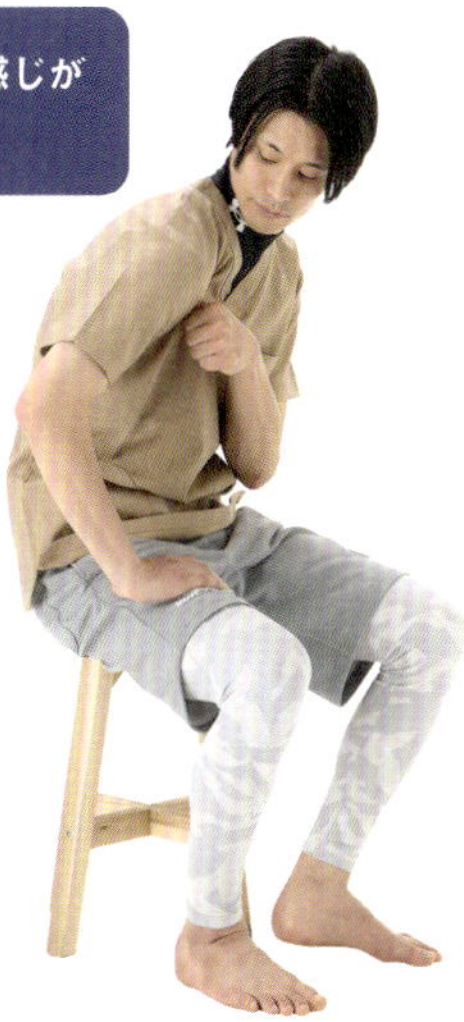

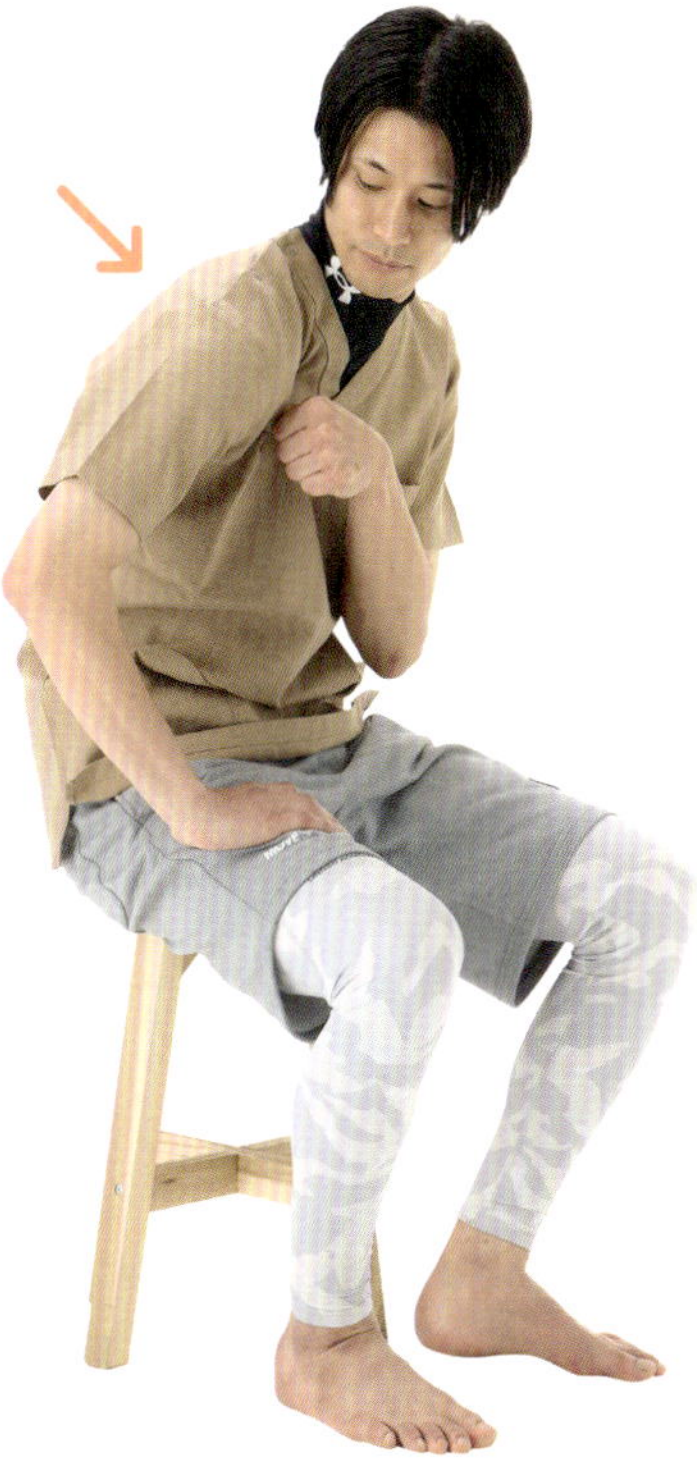

結果、腕が軽くなる!

小胸筋には首から腕まで走る神経が通っているので、小胸筋がかたくなると腕のしびれなどが出ることがあります。

指を押し込むだけだと力が足りない場合は、押し当てた親指に上半身をかぶせて重さをのせましょう。指に覆いかぶさるように押すとズーンと響くような感じで効くので、いかに奥まで押し込めるかがポイントです。

肩甲骨が動かない人は、腕が上がりきらない

腕が上がらない、
肩こりがひどいといった
肩まわりのお悩みのほとんどは、
肩甲骨に理由があります。
ここでストレッチする大胸筋は、
胸と肩をつなぐ大きな筋肉で、
大胸筋がかたくなると、
肩甲骨の位置が
前にひっぱられて、
巻き肩の原因にもなります。

大胸筋を伸ばして
やわらかくすることで、肩甲骨が
前にひっぱられなくなります。

大胸筋ストレッチ

1 壁の角や柱に正面から腕を当てる。

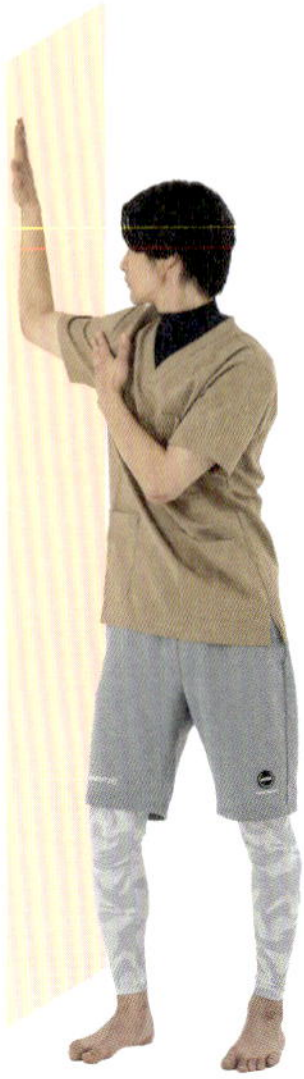

肩の高さと同じくらいにひじがくるように。

2 壁に当てている腕と同じ側の脚を前に出す。

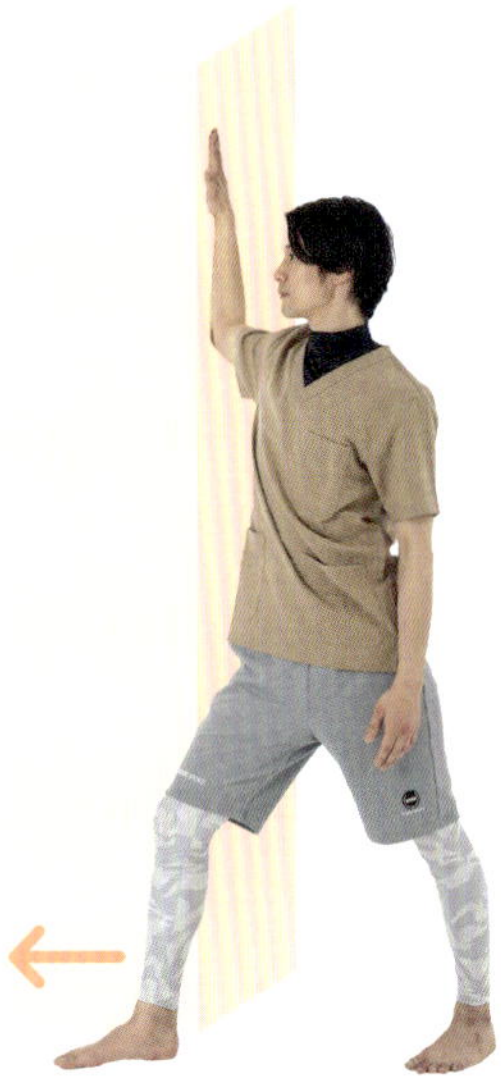

3 前に出した脚に
体重をのせていく。

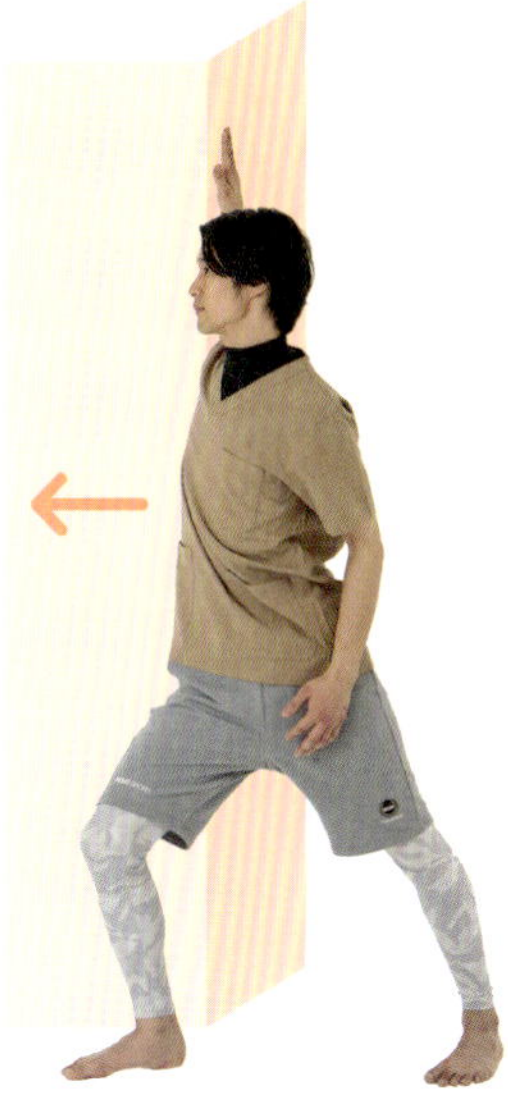

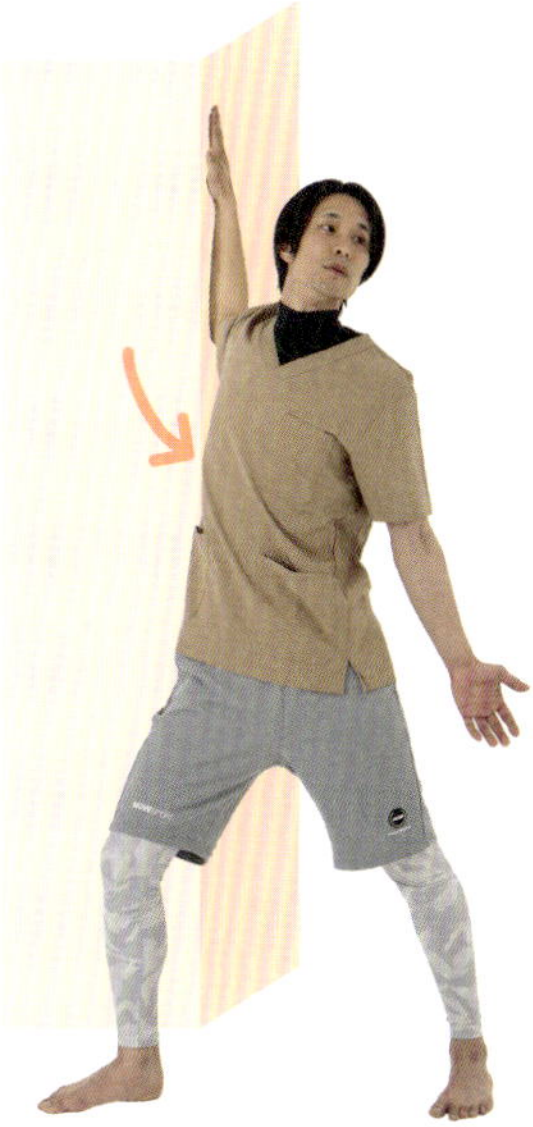

4 前側の脚に体重を
かけた状態で、
壁の腕と反対側に
上体をぐーっとひねって
10秒キープする。
反対側も同様に行う。

肩甲骨の位置に大きく影響する大胸筋に即効性があるので、ルーティーン必須とも言えるレベルのケアです。

壁に手をつくだけだと押さえようと力が入ってしまうので、柱の角などをうまく使って行いましょう。

ひじが下がると肩の筋肉に痛みやつまりが生じてしまうので、ひじが下がりすぎないようにすることが大切です。

結果、腕がまっすぐ上がるようになる!

肩甲骨内転エクササイズ

1 鎖骨の下を肩のほうへたどり、ぶつかる突起を押さえる。

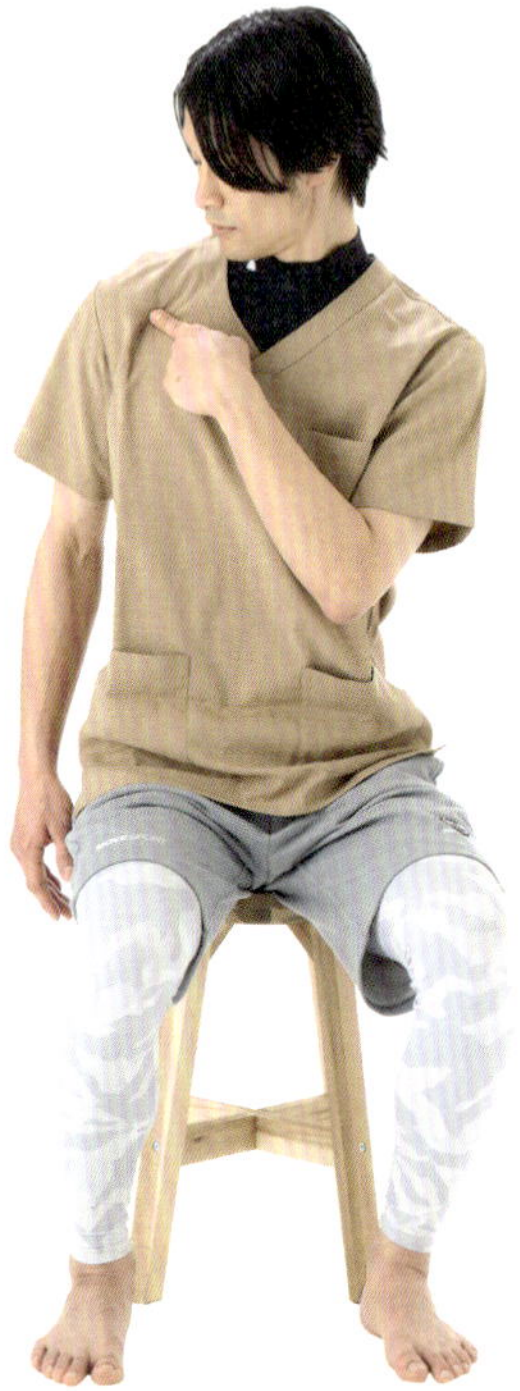

肩が内側に巻き込まれる人は、肩のなかで摩擦が起こっている

38ページの巻き肩チェックで、床と肩の間が広くあいていた人は必須のエクササイズです。

まず、指で鎖骨の下をたどっていくと突起にぶつかる人は、巻き肩になっていて、肩甲骨の突起が出っ張っている状態。この状態のまま腕を使っていると、上腕骨に肩甲骨が覆いかぶさっているせいで、日常生活上で肩を使うだけで肩のなかで摩擦が起こってしまいます。

2 突起部分を押しながら腕を外にひねりつつ、肩甲骨どうしを寄せる。

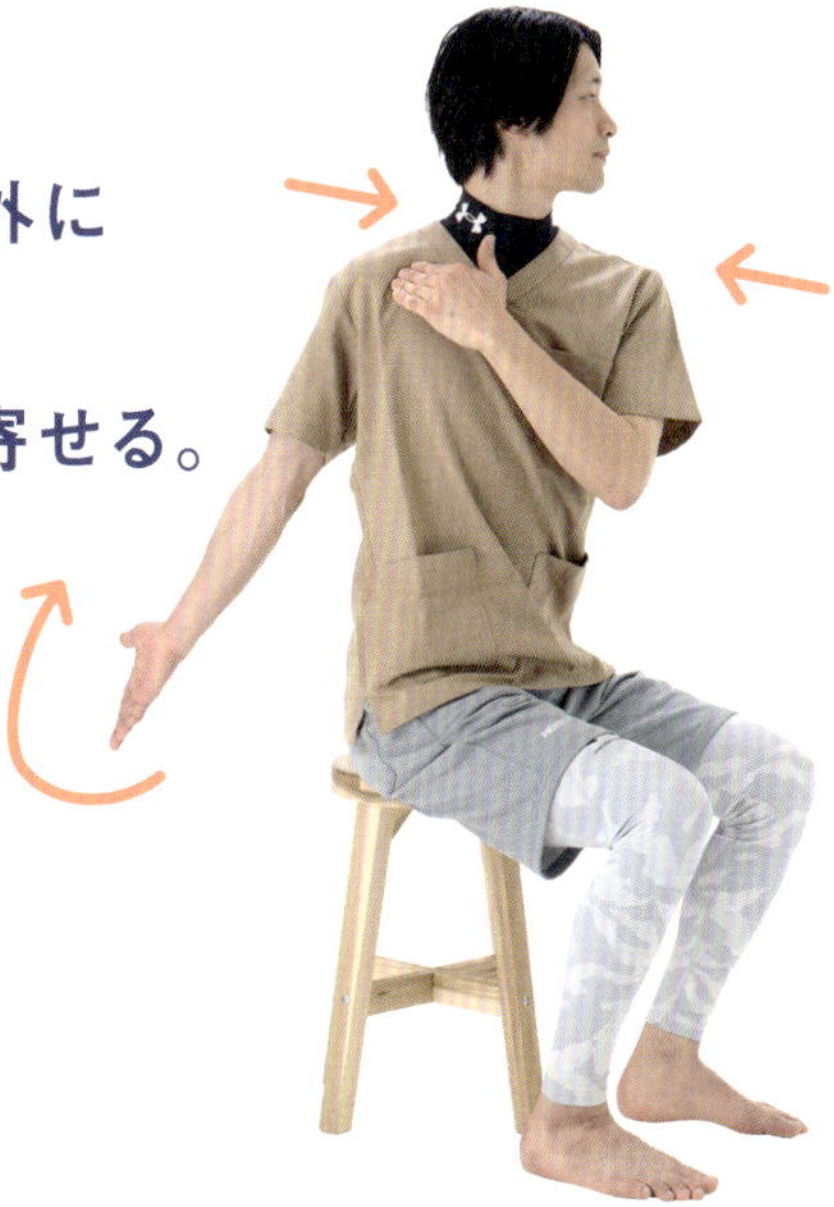

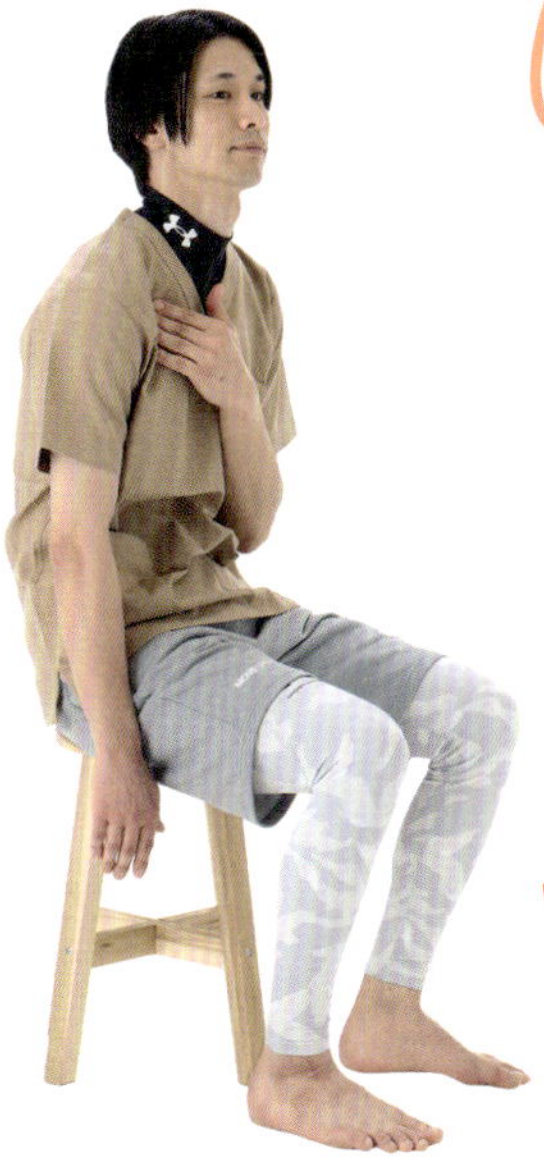

3 3秒押す→ゆるめるを10回繰り返す。反対側も同様に行う。

・日常生活で腕を動かす。
↓何度も肩で摩擦が起こる。
↓一定ラインを超えると炎症が起きて、激痛。
↓痛みが治まるとガチガチで動かない。

これがまさに、四十肩、五十肩のパターン。

巻き肩だと肩が分厚く見えてしまい、姿勢も悪くなります。肩甲骨どうしを寄せて胸を開くこのエクササイズで、巻き肩を解消していきましょう！

結果、巻き肩がよくなる！

鎖骨回しエクササイズ

鎖骨が動かない人は、肩がよく回らないかも？

肩を回すと、痛みや重みを感じることはないですか？
そんな方は、ぜひこのストレッチをやってみてください。

肩は、「肩甲骨」「鎖骨」「上腕骨」の3つの骨からできています。
本来は「肩甲骨」「鎖骨」「上腕骨」の3つの骨が連動して動くので、この3つが連動する形で使えていないと、1か所にだけ負担がかかり、疲れるだけでなく、痛めてしまう大もとの原因にもなります。

1 片方の鎖骨の両端を両手で触れ、ひじを前に出す。

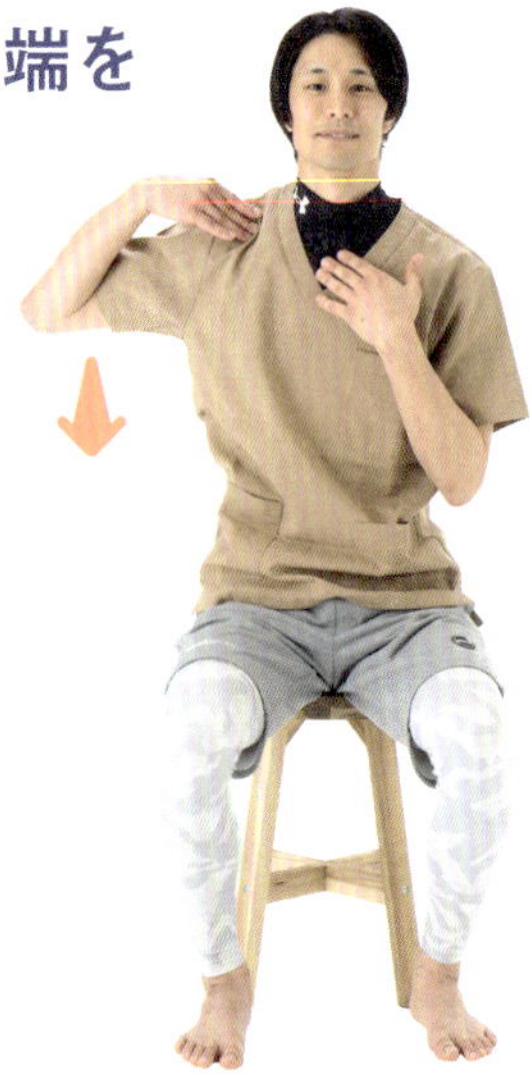

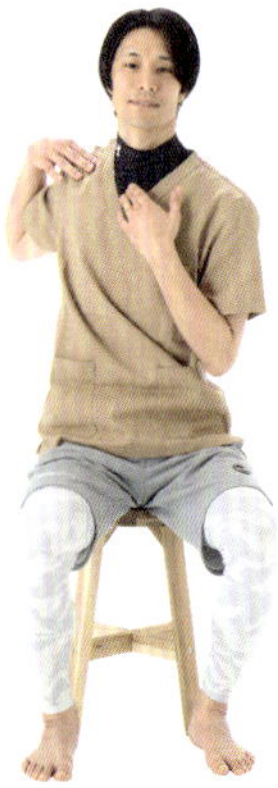

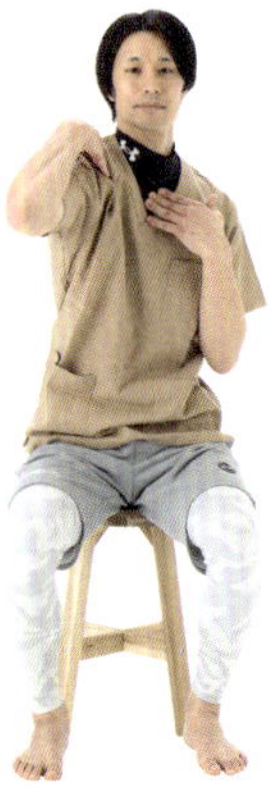

簡易版

肩を回すのが難しい人は、ひじを前後に動かすだけでもOK。

2 そのまま、鎖骨ごと動かす意識で肩を大きく回す。反対側も同様に行う。

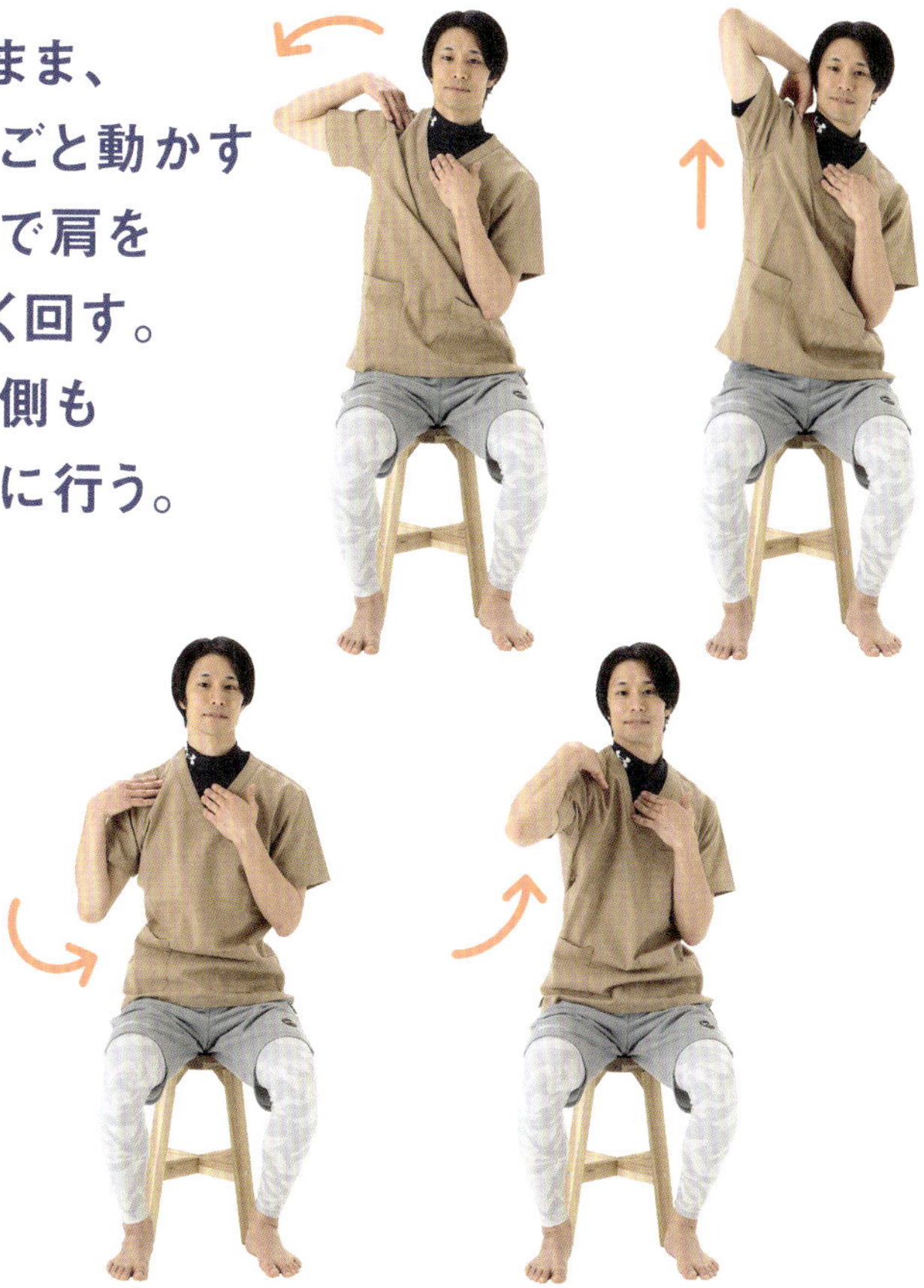

じゃあ連動して使うには、どうしたらいいのかって？

コツは、胴体につながっている「鎖骨」ごと動かすよう、意識をすることです。

そもそも胴体につながっているのは鎖骨だけなので、鎖骨を意識して動かすだけで、「上腕骨」はもちろん、「肩甲骨」も大きく動かせるようになりますよ。

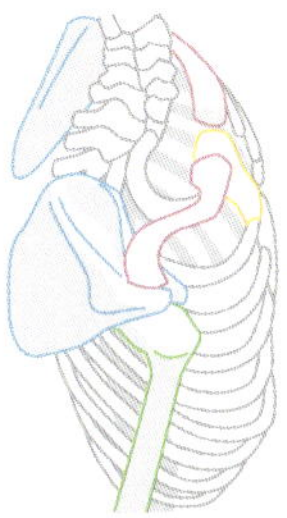

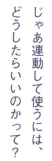

「肩甲骨」「鎖骨」「上腕骨」を連動して使うことが大切。

結果、肩が軽くなる！

コラム　セルフケアの心得　その③

改善すべきは「姿勢」と「歩き方」

誰もが絶対に改善すべきことが２つあります。ひとつは、「普段の姿勢」、もうひとつは「歩き方」です。なぜなら、人の体にかかる負担は、基本的にこの２つによるものだからです。

体に痛みが出たとき、とくに痛めたりケガをしたりしたわけではないのに「なぜだろう？」と思ったことはありませんか？

これ、じつは毎日の積み重ねの問題です。重力がある以上、日々、体に負荷はかかります。それが年月を重ねると、ひざや背骨、股関節の組織がすり減って変形したり、背が縮んだりといった状態の変化として表れます。その際、負荷をより受けやすい姿勢や歩き方を続けていると、負荷が集中する部位が発生し、体に痛みとして出てきてしまうのです。

でも、大丈夫です。なるべく体に負荷がかからない姿勢と歩き方に改善することで、重力から受ける日々の負荷を減らすことができ、痛みの発生を遅らせることができます。

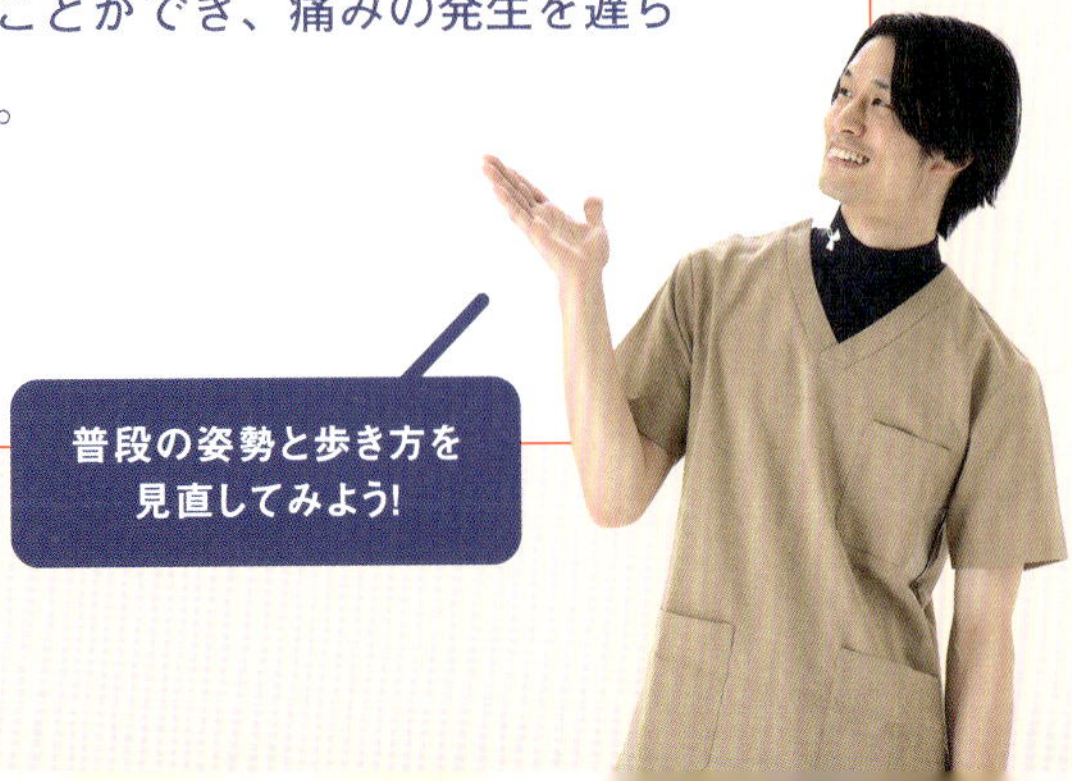

第4章

PART 4

歩行の衝撃を吸収する 足首

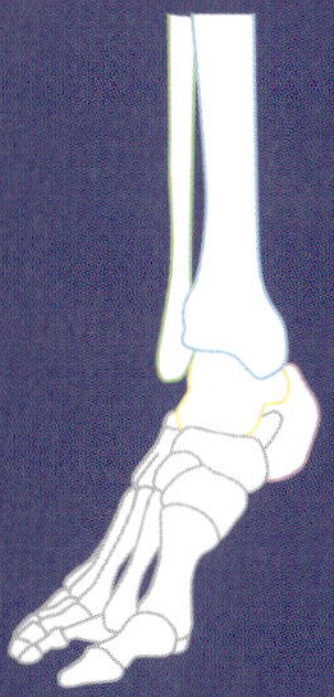

100歳まで歩くためのケアが必須
足首

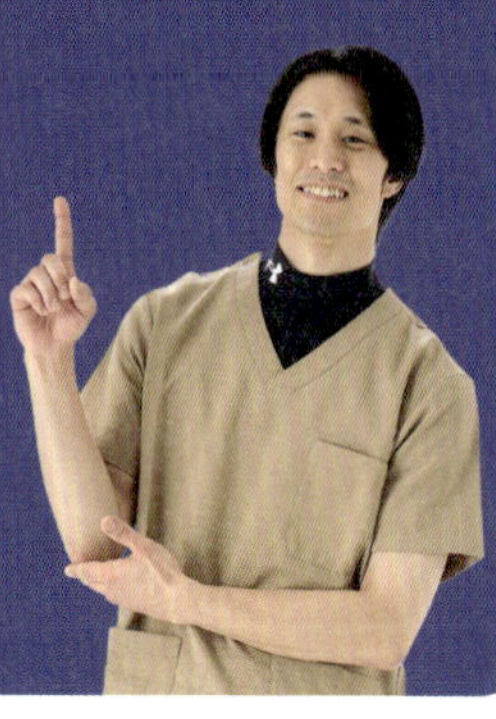

足首のかたさで、
足裏やふくらはぎに
影響が出ることも

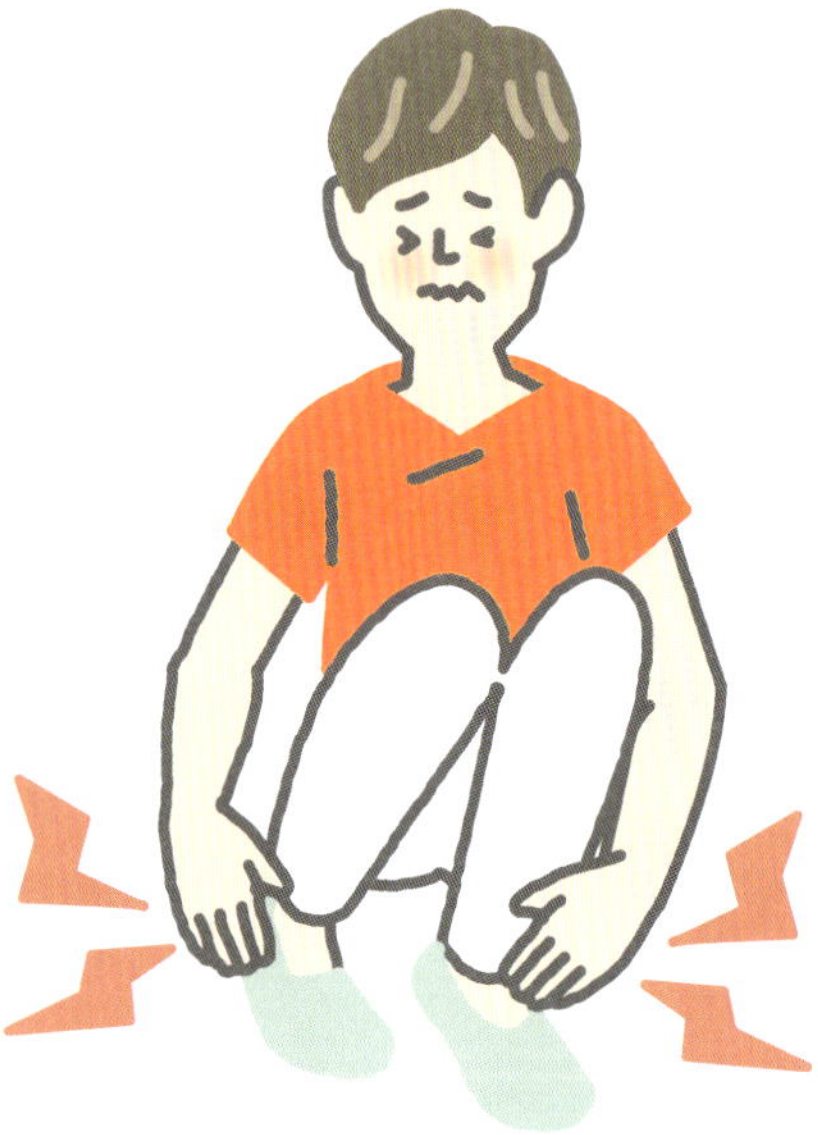

足首および足部は細かい骨が集まってできており、ほかの関節より少し複雑な構造をしています。
足首は、体重を支えながらバランスを保つ役割だけでなく、歩行や走行においては「体の根元」になる関節です。
足首の動きが悪化すると、足だけでなく、ひざや股関節、さらには上半身の動きや姿勢にまで影響を与えます。

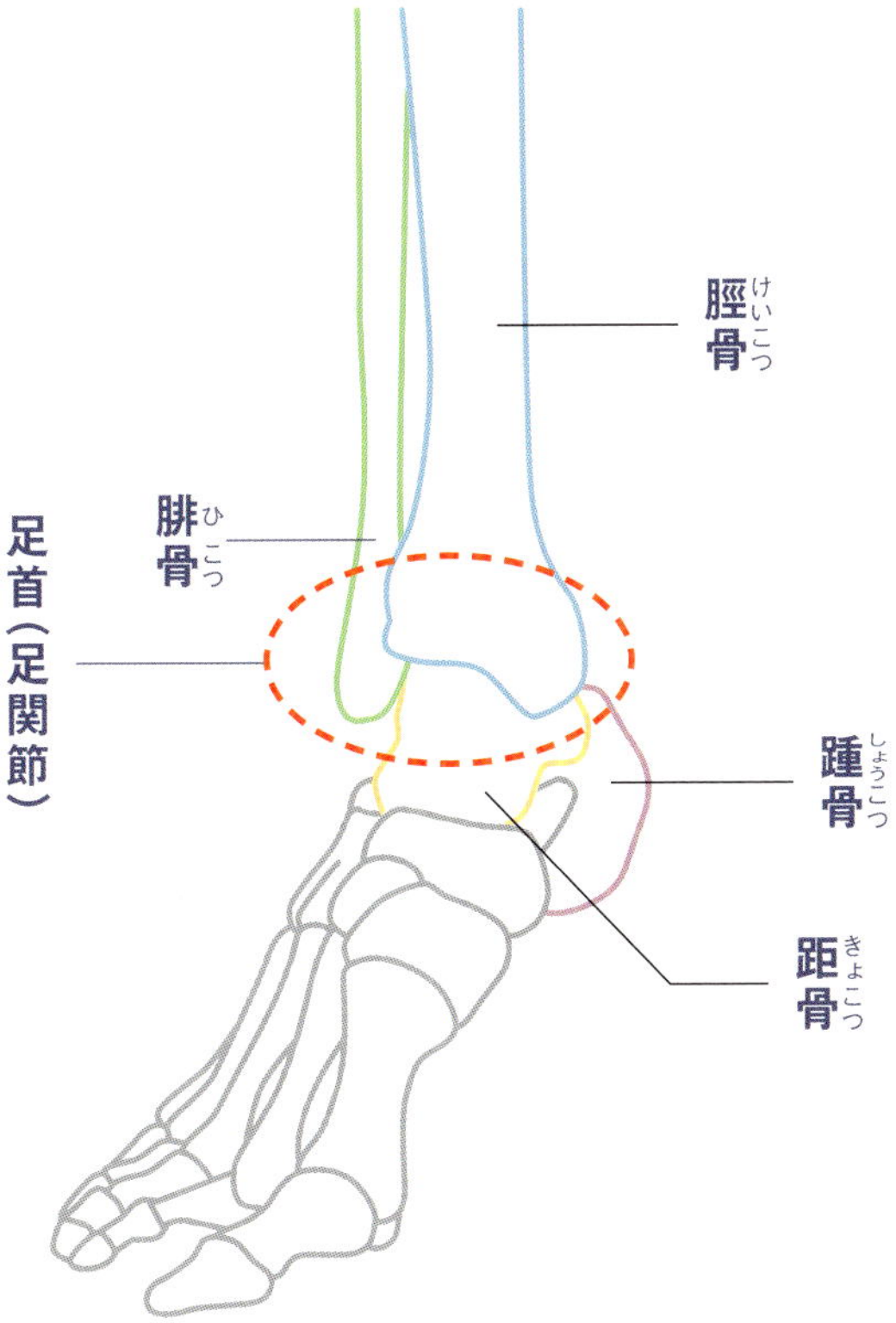

足首がかたいと「脛骨」と「腓骨」のコの字型のほぞ穴に「距骨」がしっかりはまり込まなくなり、足首が安定せず、立ち姿勢も不安定になります。

足首で安定を保てなくなると、足裏やふくらはぎ、もも裏の筋肉など、本来そこまで使う必要のない部分の筋肉を過剰に力ませて立ち姿勢を安定させる必要が出てきます。そのため、脚が全体的に疲れやすくなったり、足裏やふくらはぎがつりやすくなったりします。

足首の動きに大きく影響するアキレス腱やふくらはぎなど、歩行や走行に重要な部位をほぐすことで、足首の可動域を広げてしっかりとケアしていきましょう。

アキレス腱マッサージ

足首

Body Part
ANKLE

ねんざの経験があると、アキレス腱がかたくなりがち

1

椅子に座って
片方の足を反対側の
ひざの上にのせ、
アキレス腱の位置を
確認する。

（下の図参照）

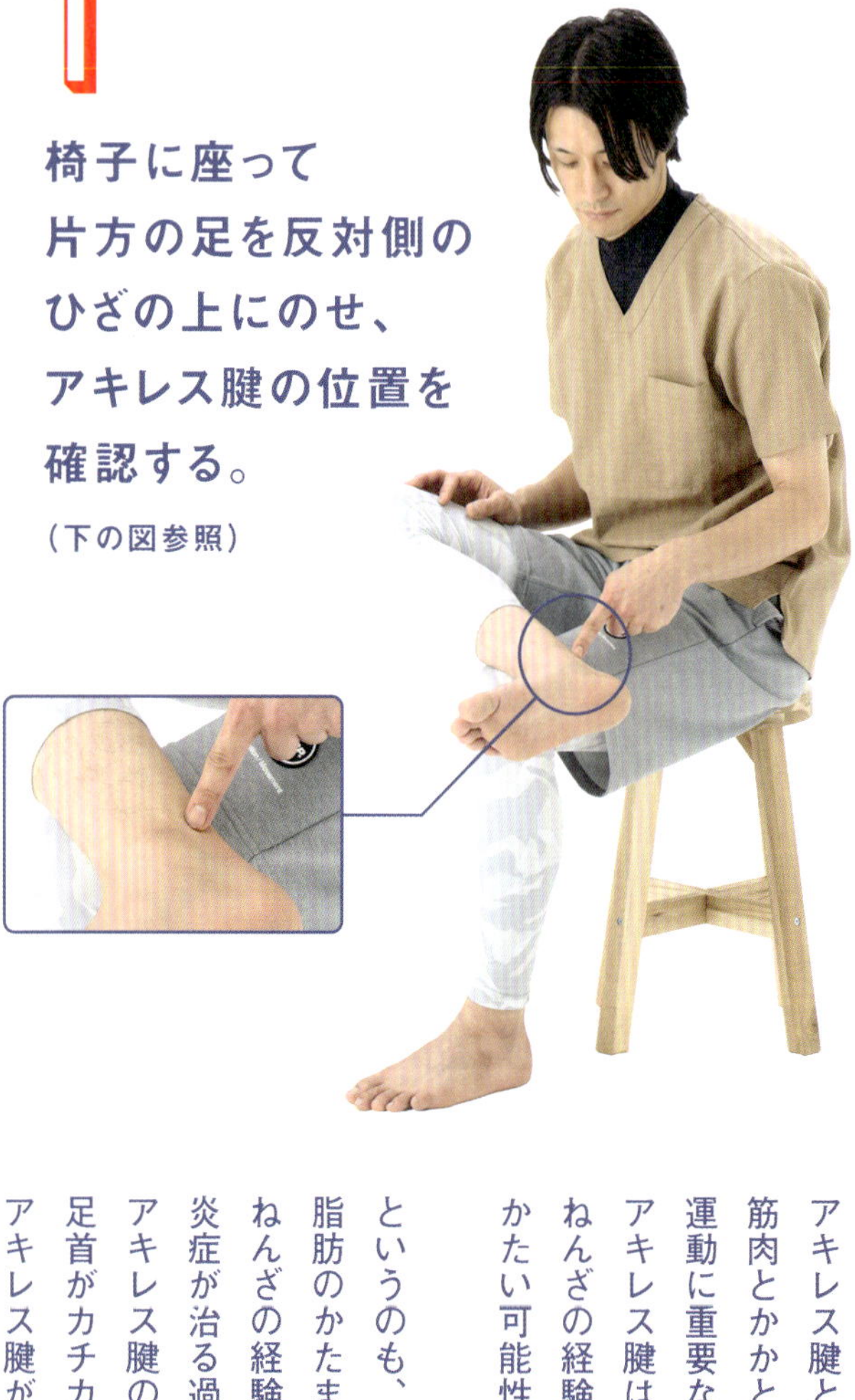

アキレス腱とは、ふくらはぎの筋肉とかかとの骨をつなぐ腱で、運動に重要な役割を果たします。アキレス腱は、じつは過去にねんざの経験がある人ほどかたい可能性の高い場所です。

というのも、アキレス腱の奥には脂肪のかたまりがあり、ねんざの経験が多い人ほど炎症が治る過程でその脂肪とアキレス腱の癒着が強まって、足首がカチカチになります。アキレス腱が柔軟でないと、

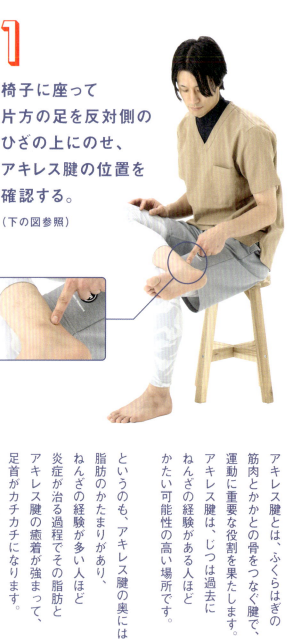

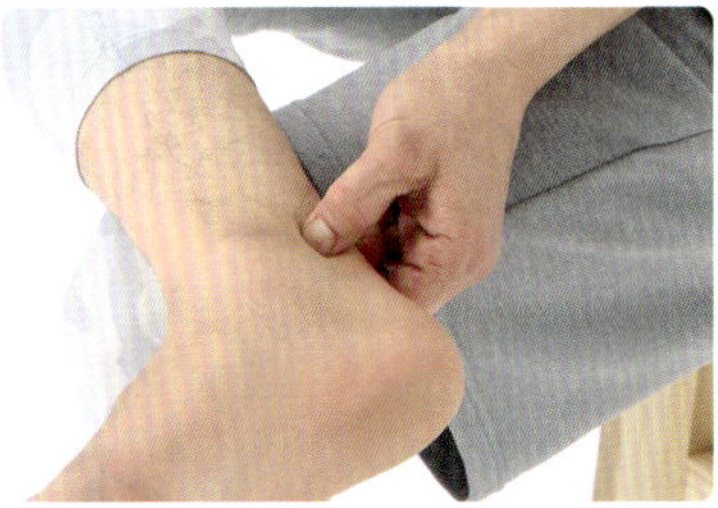

2

アキレス腱をつまみ、
指を上下にスライドすると
少し凹むところがあるので、
そこをつまんで揉む。

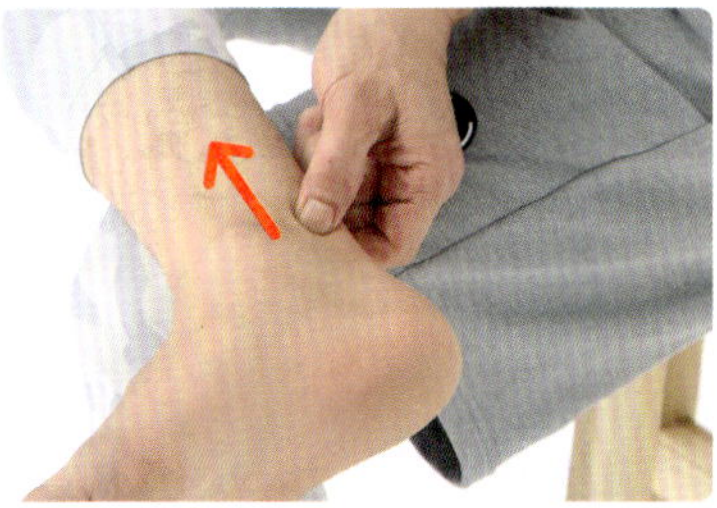

3

つまむポイントを
上下にずらしながら
マッサージする。
反対側も同様に行う。

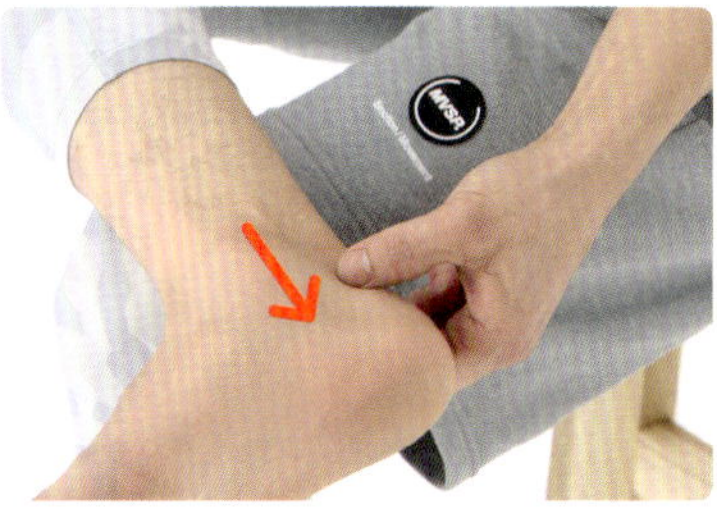

足首がかたくなって、ひざや股関節の痛みや腰痛につながることもあり、じつはまめにほぐしておかなければいけない部位なのです。

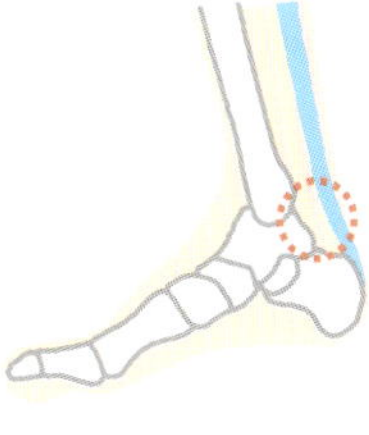

脂肪とアキレス腱の癒着をほぐすことが大切。

アキレス腱そのものをやわらかくするというよりは、アキレス腱と脂肪をはがしてやわらかくするというイメージで、積極的にやわらかくしていきましょう。

結果、すたすたと歩けるようになる！

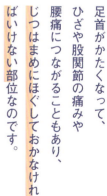

ふくらはぎ楽々マッサージ

足首
Body Part
ANKLE

冷えやむくみに悩む人は、ふくらはぎがかたいかも？

ふくらはぎの筋肉は、伸びたり縮んだりすることでポンプの役割を果たし、体中に血液を巡らせています。ゆえにふくらはぎは、「第2の心臓」と呼ばれるほど重要な部位です。

ふくらはぎがかたくなると、ポンプとしての働きも弱り、冷えやむくみの要因となってしまいます。

そこでこのマッサージ法。

1

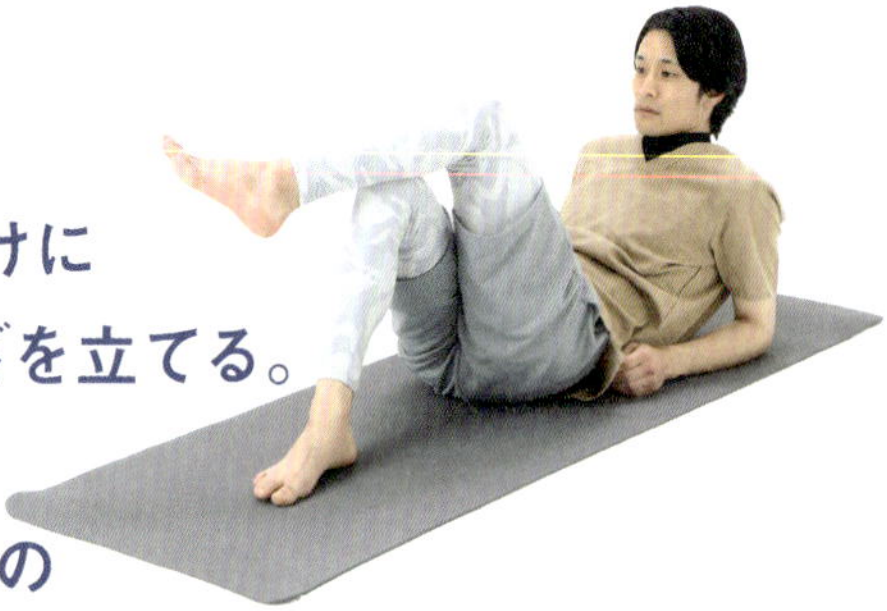

床にあおむけになって片ひざを立てる。そのひざの上に反対側のふくらはぎの中心付近をのせる。

2

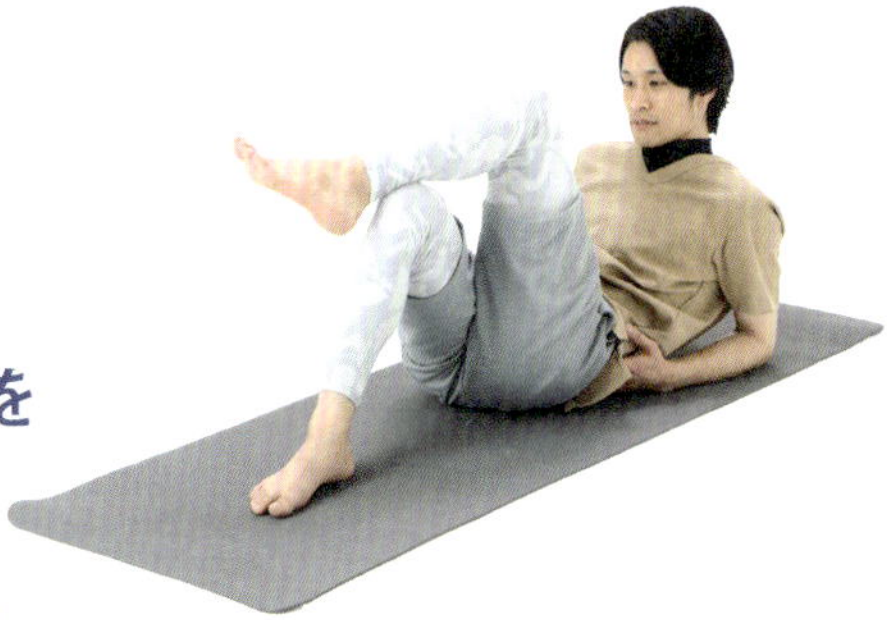

ふくらはぎをひざに押しつけるようにマッサージをする。

3 ひざにのせている脚の向きを変えながら、ふくらはぎの外側もマッサージする。反対側も同様に行う。

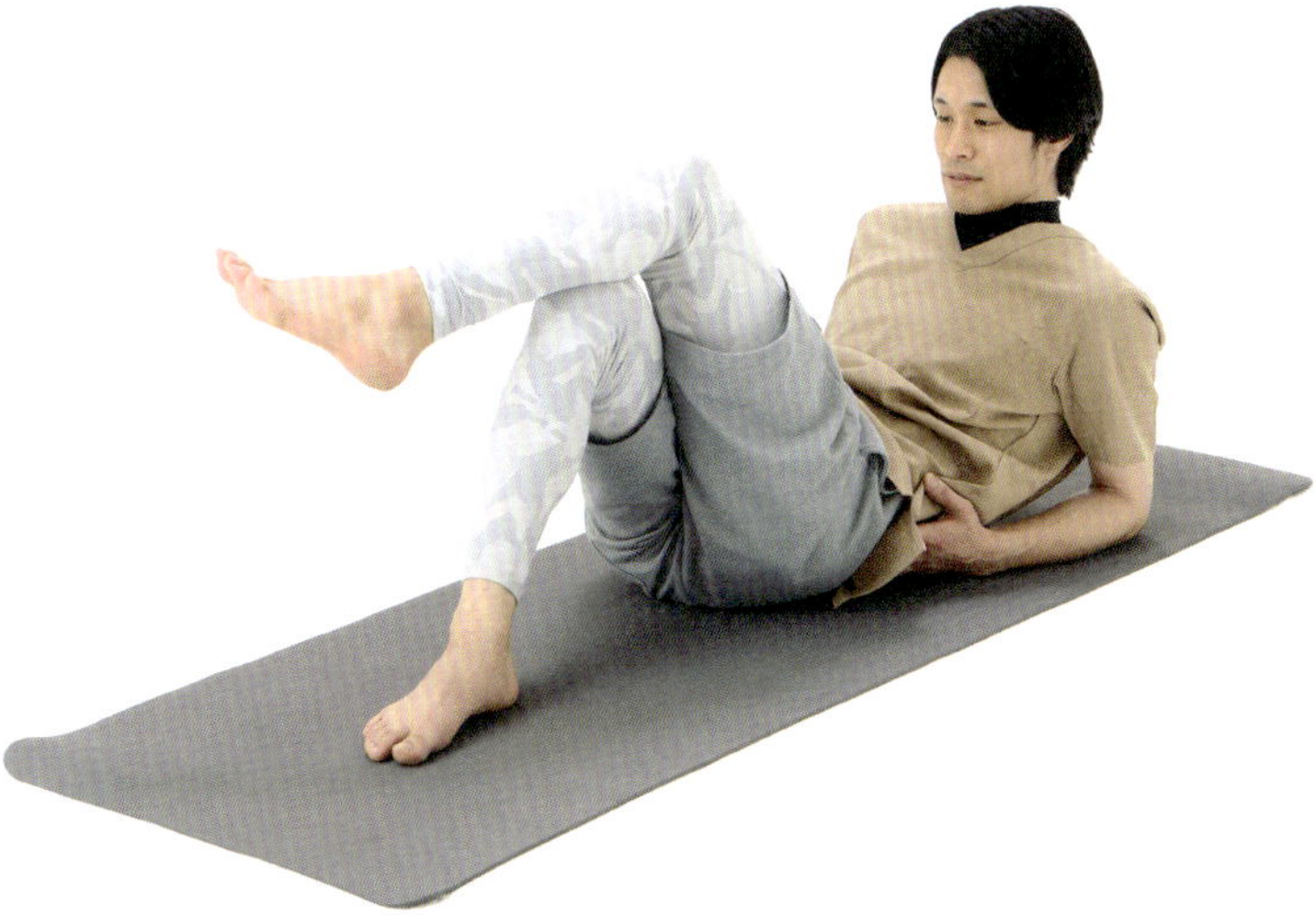

結果、全身の血流もよくなる！

手を使わずに脚の大きい筋肉の力を利用してマッサージできるので、ぜひあいた時間に積極的にやってみてください。

ふくらはぎの表面というよりは、すねの骨にへばりついている筋肉をほぐすイメージで、ふくらはぎをひざに押しつけてマッサージしましょう。アキレス腱とつながっている筋肉なので、ここをやわらかくすることで、足首の動きも断然よくなりますよ！

距骨押し込みエクササイズ

足首
Body Part
ANKLE

1 片ひざ立ちになり、前に出したほうの足首を両手でつかむ。

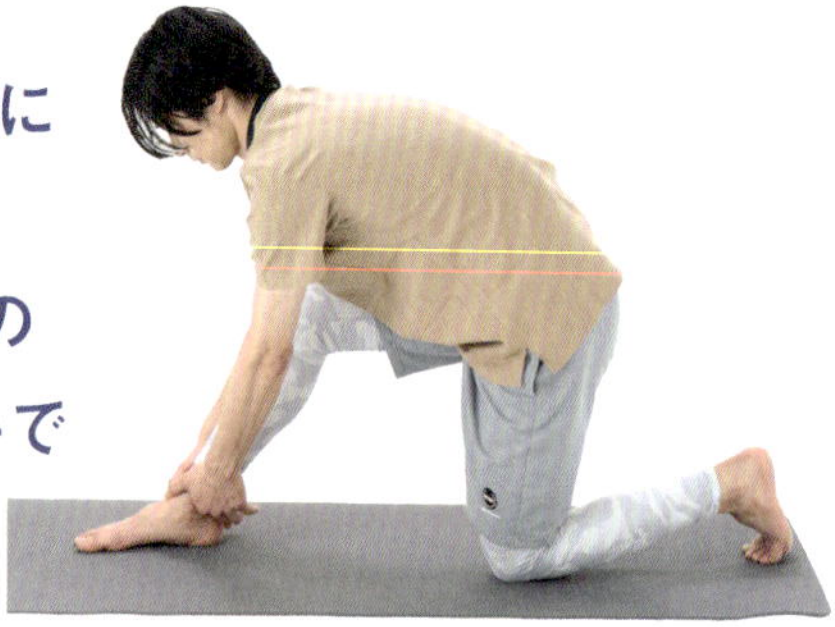

2 内くるぶしと外くるぶしの間に両親指を当て、かかとが浮かないようにする。親指以外の指で地面に押しつけるように固定する。

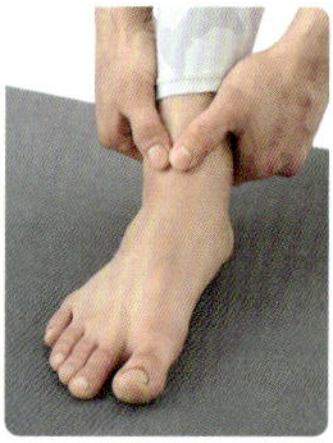

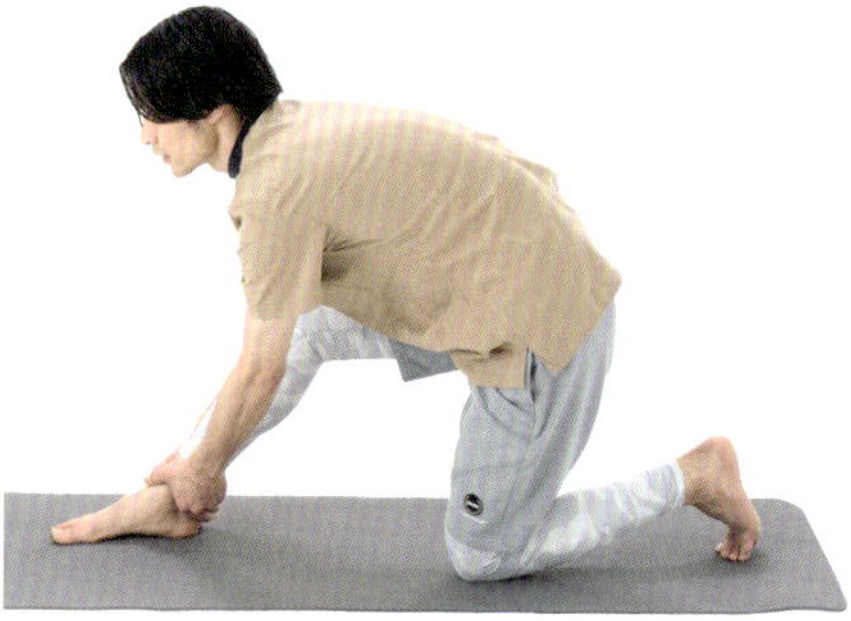

足首がかたい人は、距骨がつまっているかも

足首の動きに大きな影響を与える「距骨」って、意外と知られていない骨ですよね。じつは足首がかたい人は、ほぼ距骨がつまっているんです。

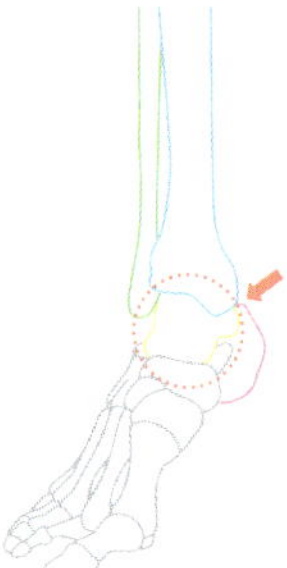

「距骨」の位置。

足首の真ん中にある「距骨」は、ボールのような骨で、足首を曲げるときに後ろに落ち込み、

3 両親指で下後ろ方向に距骨を押し込む。

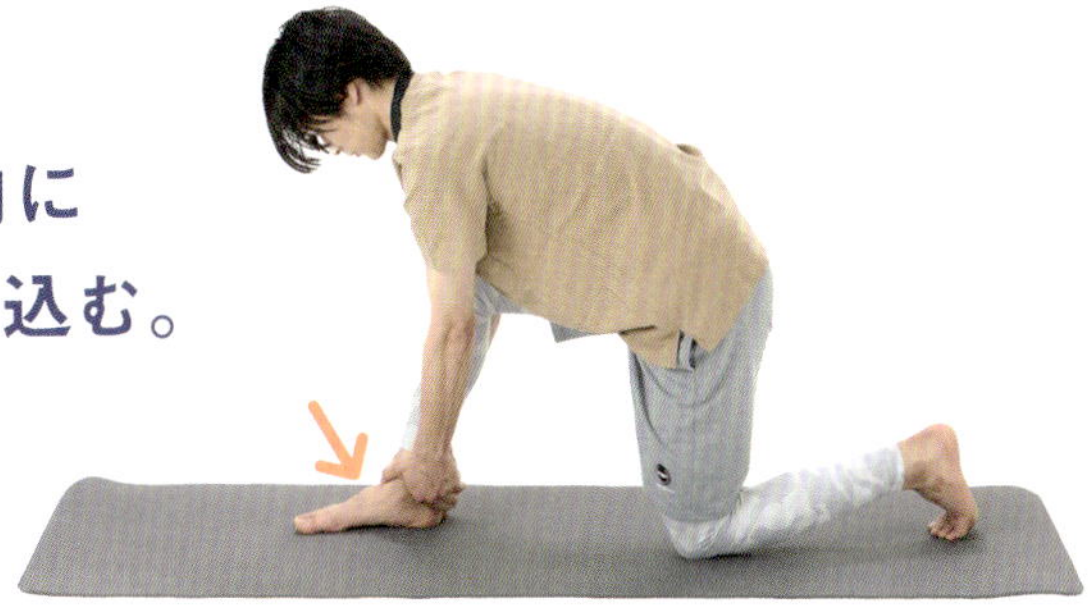

4 足首をなるべく深く曲げるように前側の脚に体重をかけて3秒キープし、戻す。10回繰り返し、反対側も同様に行う。

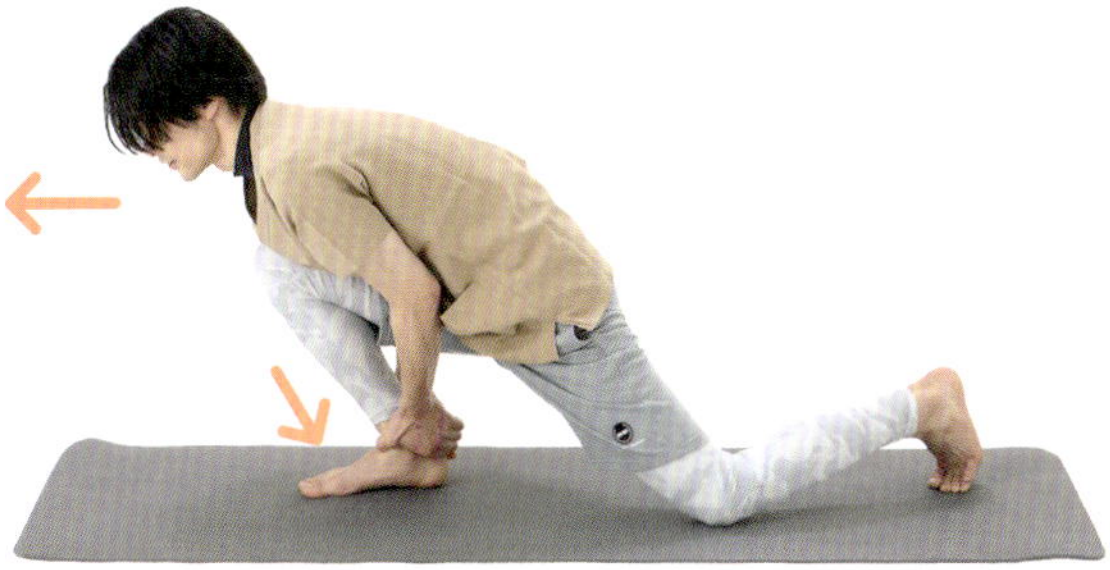

つま先を下に向けるときに前に出てきます。

足首が深く曲がらない人は、距骨が後ろに落ち込まず、前でつまっている状態。

なので、距骨を後ろに落とし込みながら足首を曲げるケアが、大切になります。

体重を利用して行うこのエクササイズで、足首の可動域を広げましょう。

結果、足首がやわらかくなる！

足首

Body Part
ANKLE

長《ちょう》母《ぼ》趾《し》屈筋ストレッチ

1 片ひざ立ちになり、親指の下にフェイスタオルを折り込んで入れる。

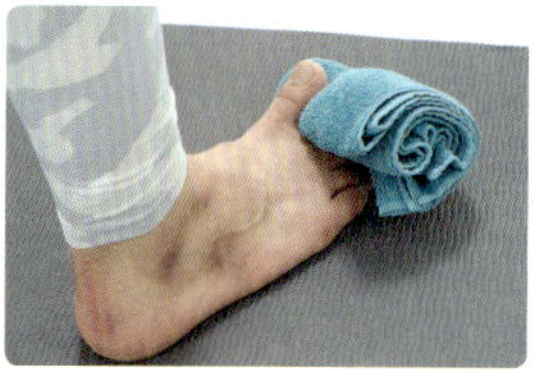

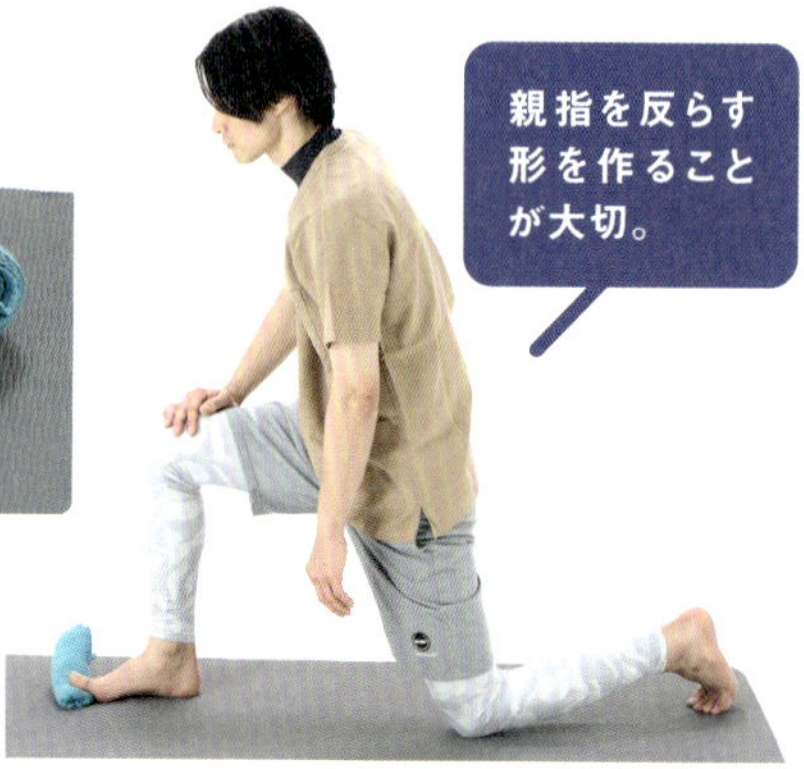

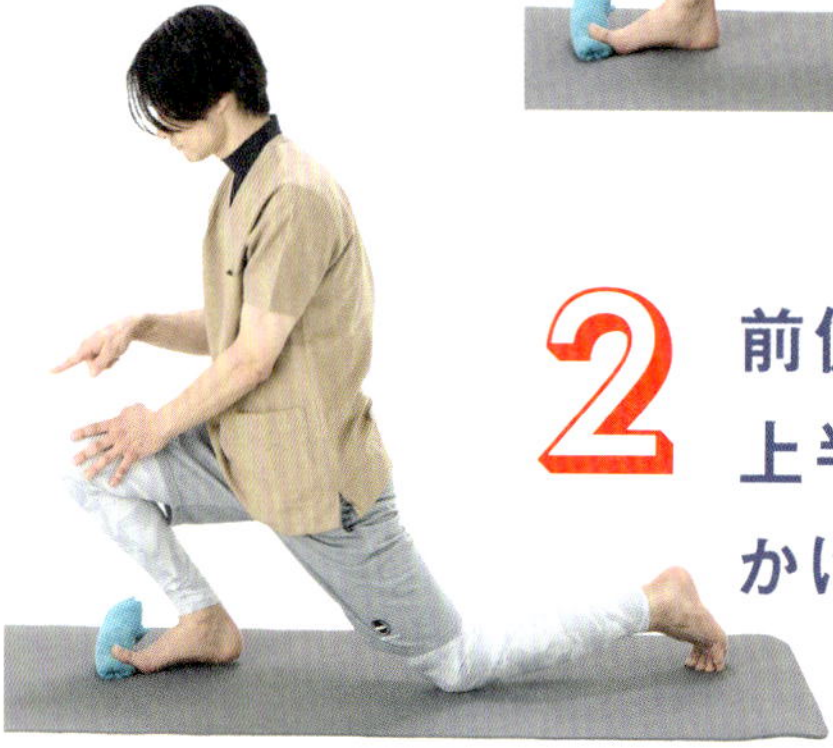

2 前側の太ももに上半身の体重をかける。

足首を回しても、やわらかくなりません

足首がかたいからって、
足首を回していませんか？
じつはそれ、間違っています。

そもそも足首は、回す動きをする
関節ではないですし、
足首のかたさの原因である
周囲の筋肉のかたさを取らない
ことには変わらない。

そして、足首において
ベースになる最重要箇所は、距骨。
この距骨は、体のなかで唯一
「筋肉がついていない骨」なので、

3 立てたほうのひざのあたりを両手で持つ。

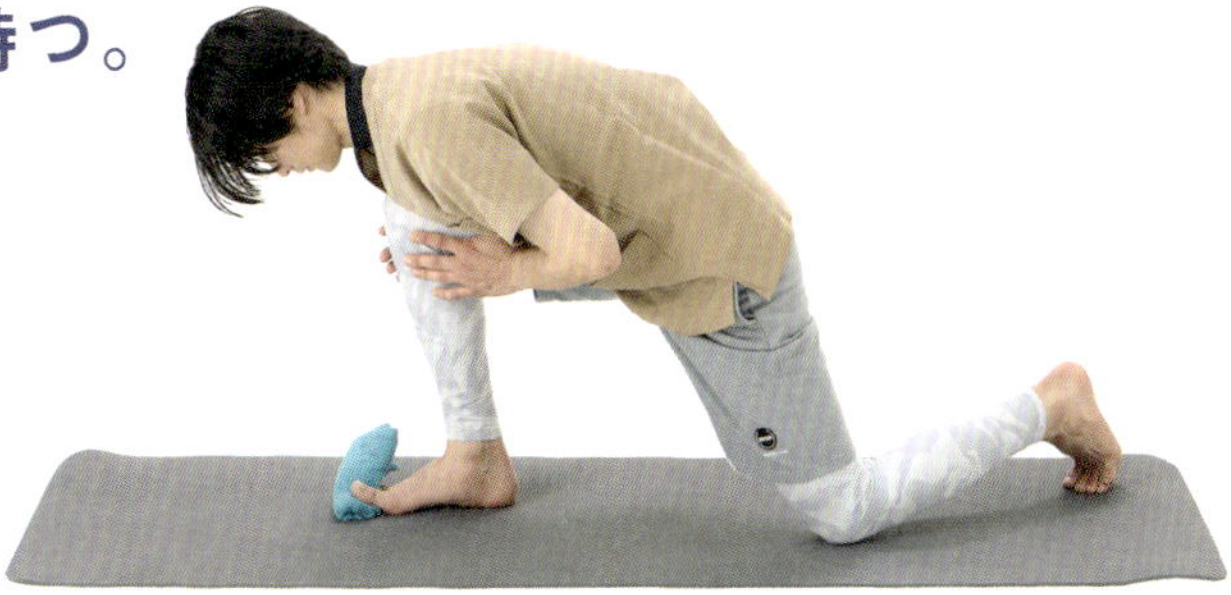

4 前へと体重をかける。反対側も同様に行う。

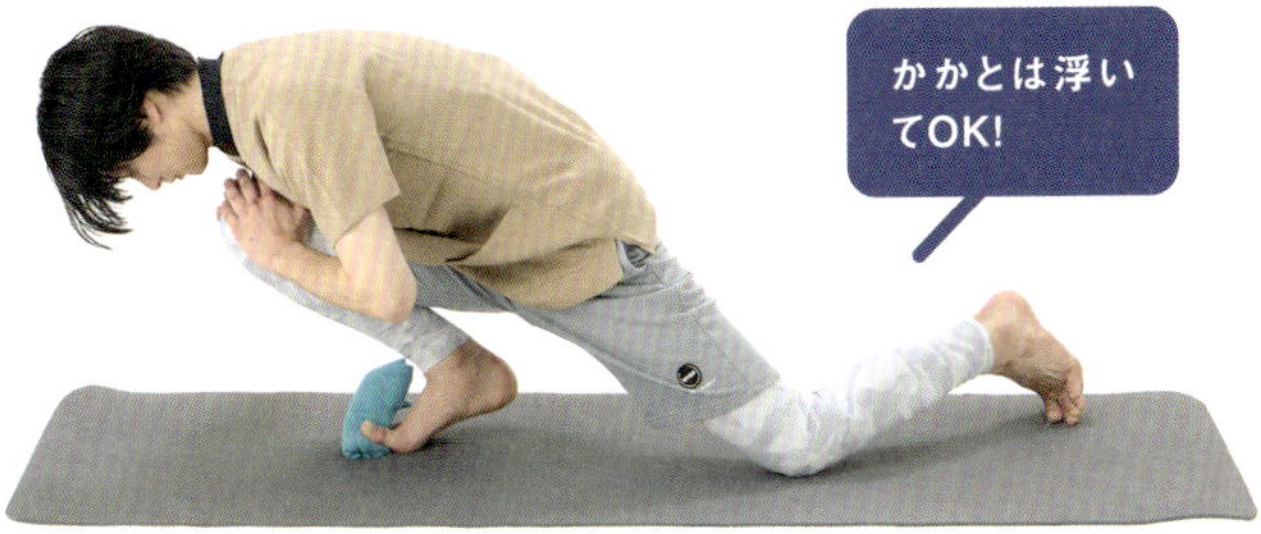

まわりの筋肉のかたさで骨の位置が変わります。

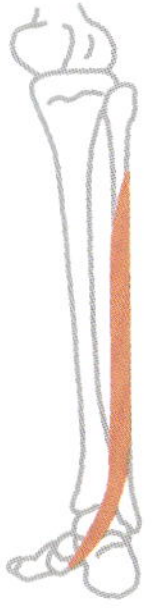

長母趾屈筋の位置。

とくに長母趾屈筋という足の親指を曲げるのに使う筋肉は距骨の真後ろを通るため、かたくなると距骨が後ろに落ち込む動きを止めてしまい、それが足首のかたさに直結します。ゆえにこのケアは足首のかたさ改善に必須のケアと言えます。

結果、足首の可動域が広がる！

コラム　セルフケアの心得　その④

自立神経を乱す原因3つ

自律神経はさまざまな要因で乱れますが、とくに大きな原因が３つあります。

まず１つめは「痛み」。自律神経を整える＝副交感神経を優位にしてリラックス状態を作るということですが、体に痛みがある時点でストレスとなり、リラックスした状態は作れません。

２つめは「緊張」。心や体が緊張していると、自律神経がそれを緊急事態だと認識し、強制的に交感神経を優位にしてしまいます。

３つめは「血流の悪化」。血流が悪いと酸素や栄養が届かず、脳から細胞に「栄養を届けて」という信号が出続けることで、交感神経が優位な状態が続いてしまいます。また、交感神経が働くと血管が収縮するため、さらに血流が悪くなってしまいます。

この３つは互いに関係しているので、血流をよくして痛みや緊張の出ない体を作っていくことが大切です。

ストレッチで血流を改善して
自律神経を整えよう!

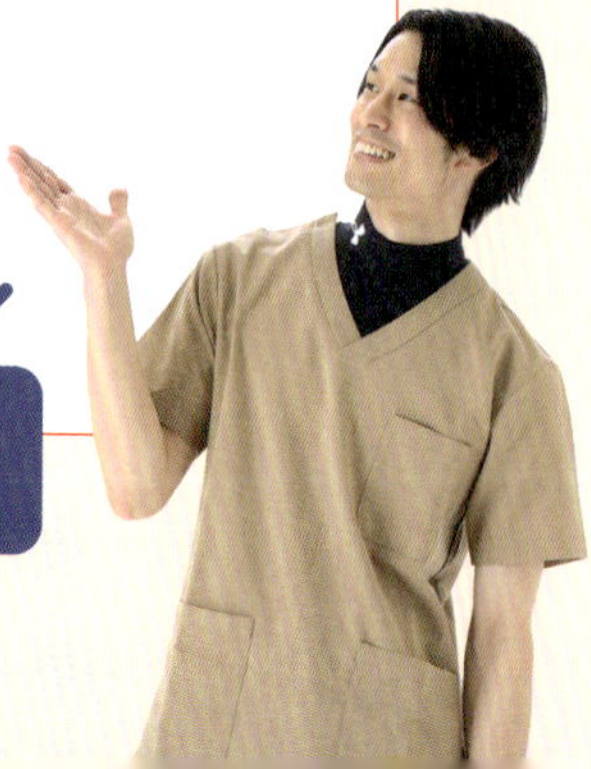

第5章

PART 5

快適な体になる 姿勢改善

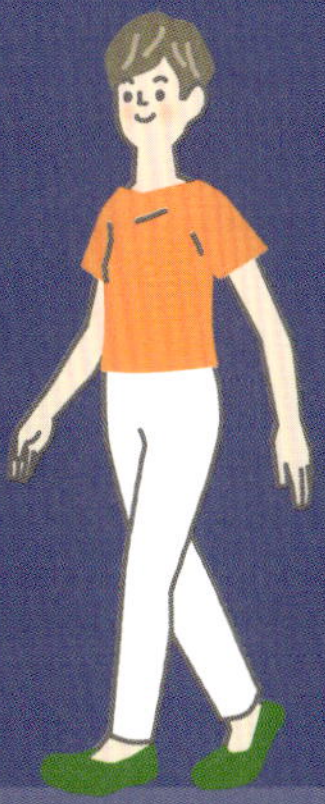

3つのうち、あなたはどれ？
姿勢タイプを知ろう

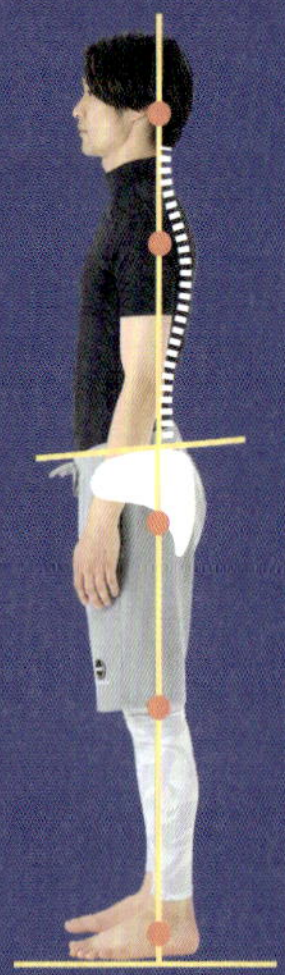

正しい姿勢

ここまで最重要4部位のケアの大切さをお伝えしてきましたが、じつは4部位と同じくらい大事なのが、「姿勢」です。

　なぜなら、いくら4部位のストレッチをしっかりと行い、可動域を広げられたとしても、悪い姿勢のまま生活をしていたら、筋肉や関節に負担がかかり、あっという間にまた体はかたくなってしまうからです。

スウェイタイプ

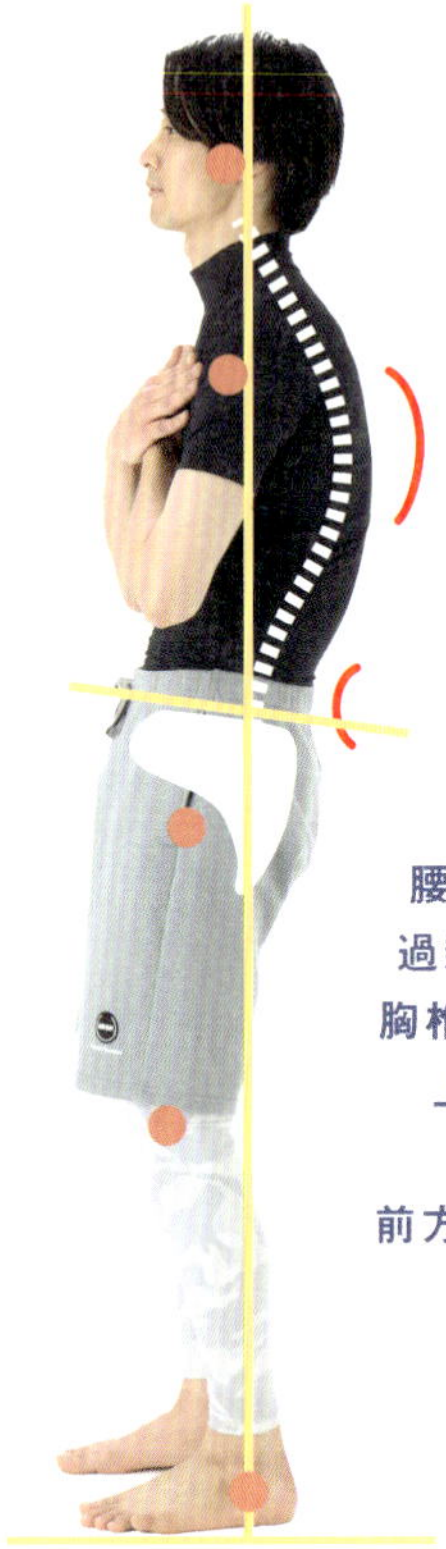

腰椎の下のほうが
過剰に反っていて、
胸椎は丸まっている。
上半身に対して
骨盤が
前方に位置している。

カーブタイプ

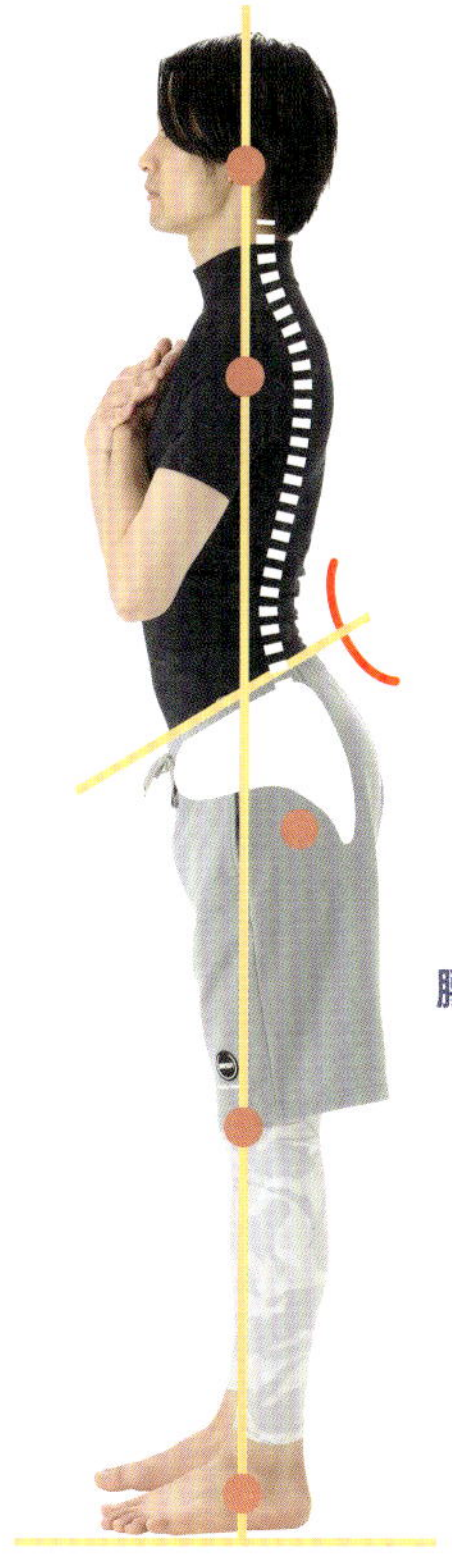

腰椎の反りが強く、
骨盤が後ろに
位置している。

フラットタイプ

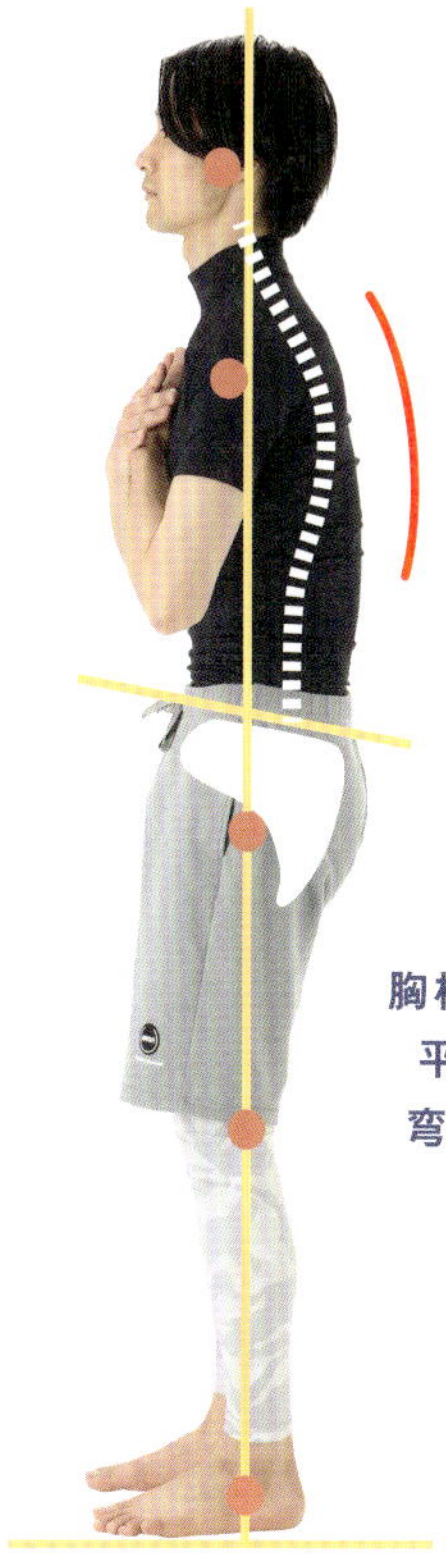

胸椎、腰椎ともに
平坦で背骨の
弯曲が少ない。

そもそも「いい姿勢」とは何でしょうか。ひと言で言うと、「姿勢タイプの偏りが小さい姿勢」のことです。

言い換えると、「いい姿勢」＝「体への負担が少ない姿勢」。

人の姿勢タイプは大きく分けて「スウェイタイプ」「フラットタイプ」「カーブタイプ」の3つです。

姿勢タイプによって痛みの出やすい部位も違ってくるため、それぞれの姿勢タイプに合ったケアが大切になってきます。

まずは次ページの「姿勢の見分け方 チェック方法」で自分の姿勢タイプを知り、該当する姿勢タイプのページで、負担の偏りを解消するための姿勢改善ストレッチを始めてみましょう。

壁を使えば一目でわかる！

姿勢の見分け方

チェック方法

1 壁から少しかかとを離して正面を向き、まっすぐに立ちます。

2 立った際に、背中とおしりのどちらが先に壁についたかで姿勢タイプを判断します。

3 自分の姿勢タイプがわかったら、それを改善するためのストレッチを行っていきましょう。

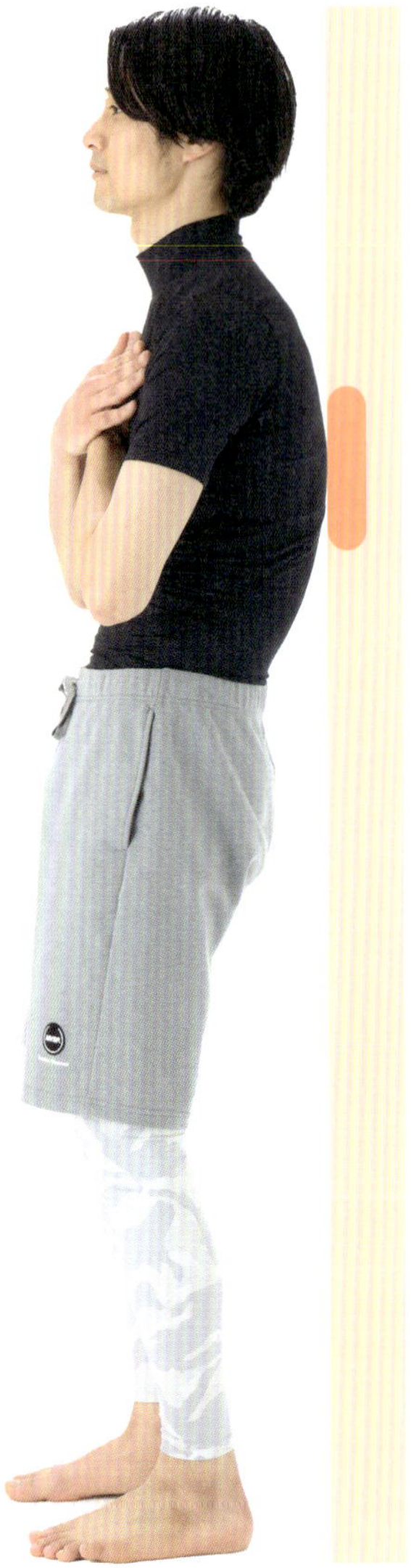

背中が先につく

↓

スウェイタイプ

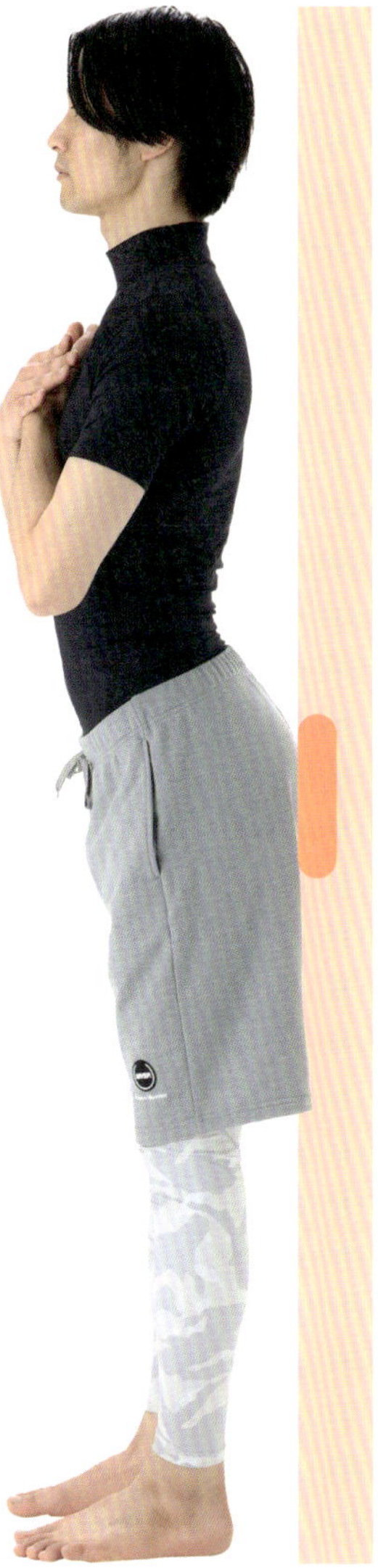

おしりが先につく
↓
カーブタイプ

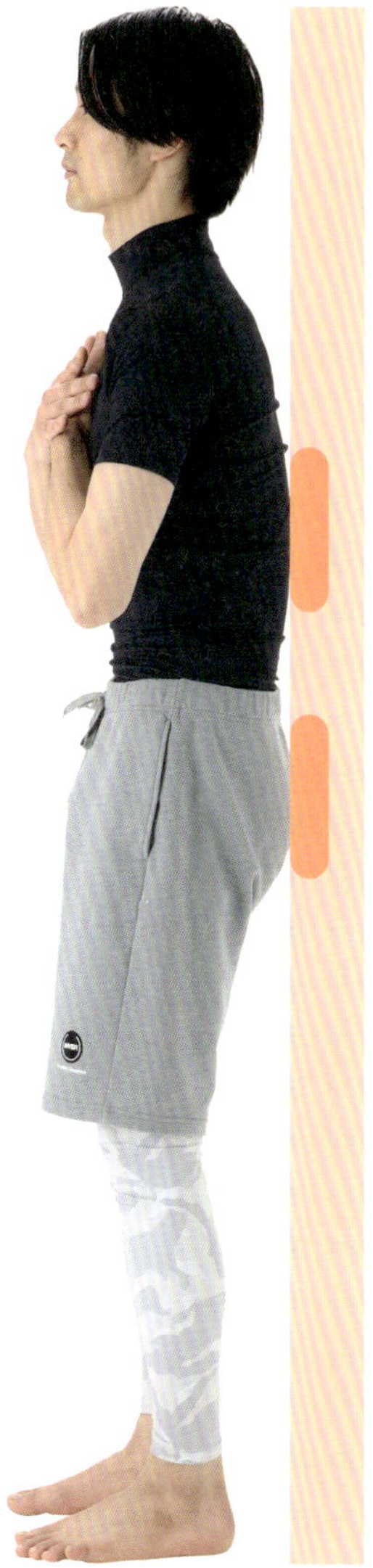

背中とおしりの両方がつく
↓
フラットタイプ

壁に背中が先につくスウェイタイプ

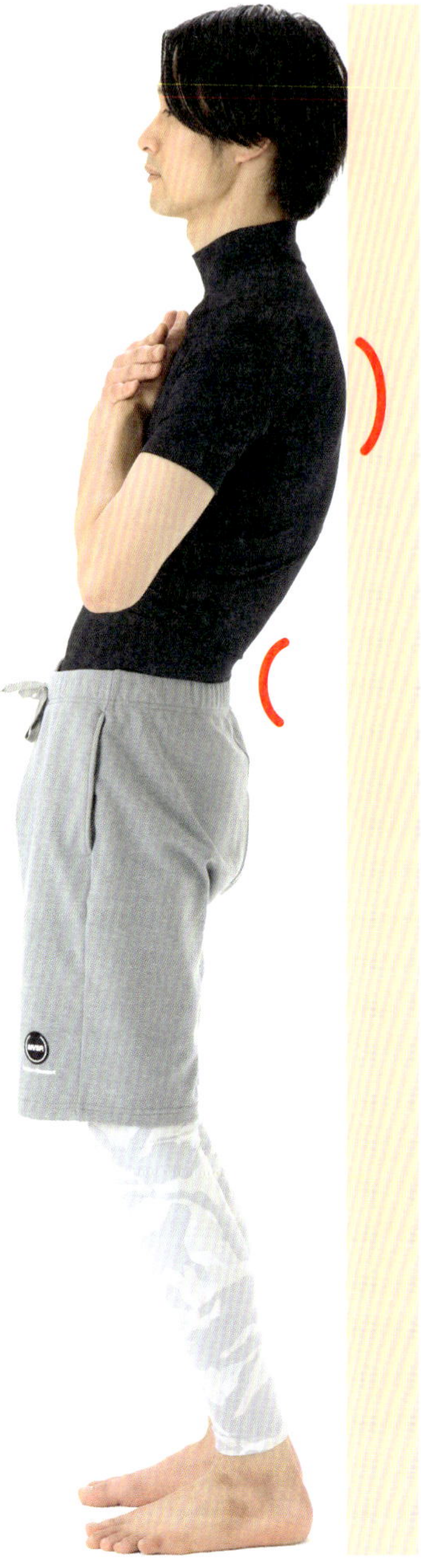

スウェイタイプとは、腰椎下部が反り、胸椎は丸まっているタイプの姿勢です。上半身に対して、骨盤が前方に位置しています。

体を反らすときは弓なりに反るのが理想ですが、スウェイタイプの場合、上部腰椎の動きが制限されるため、下部腰椎のみが「くの字」で反るような形になり、下部腰椎に過剰な負荷がかかって腰痛を発症することがあります。

胸椎〜上部腰椎の動きを出すストレッチで、姿勢改善を試みましょう。

スウェイタイプの姿勢改善ストレッチ ①

背中反らし&腰丸め

1 肩甲骨の少し下あたりにくるようにローラーを置き、その上であおむけになる。

(ローラーは丸めたタオルなどでも代用可)

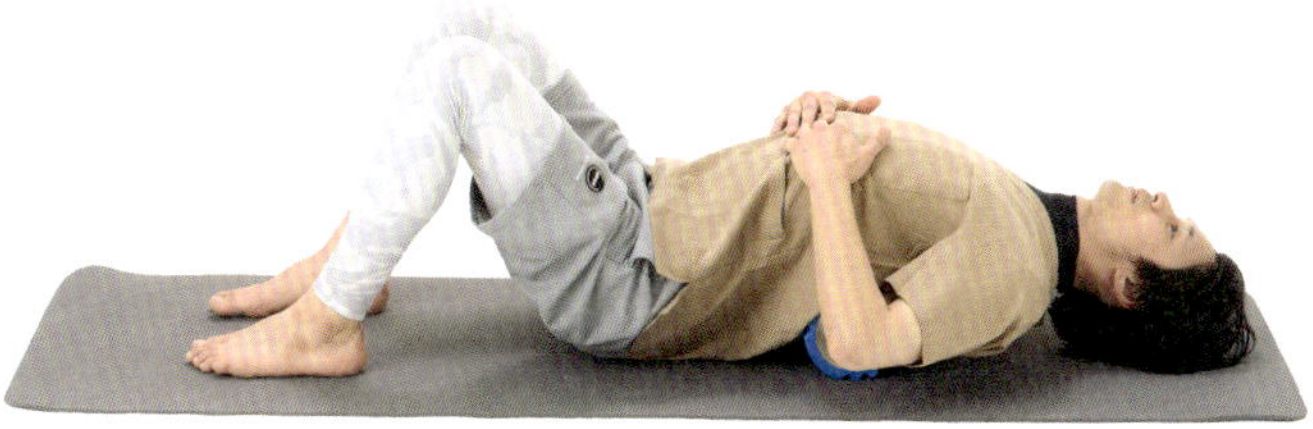

首が浮いてつらい場合は、
頭の下に枕を入れてもOK!

2 ひざを曲げて手でつかみ、ゆっくりと深呼吸する。

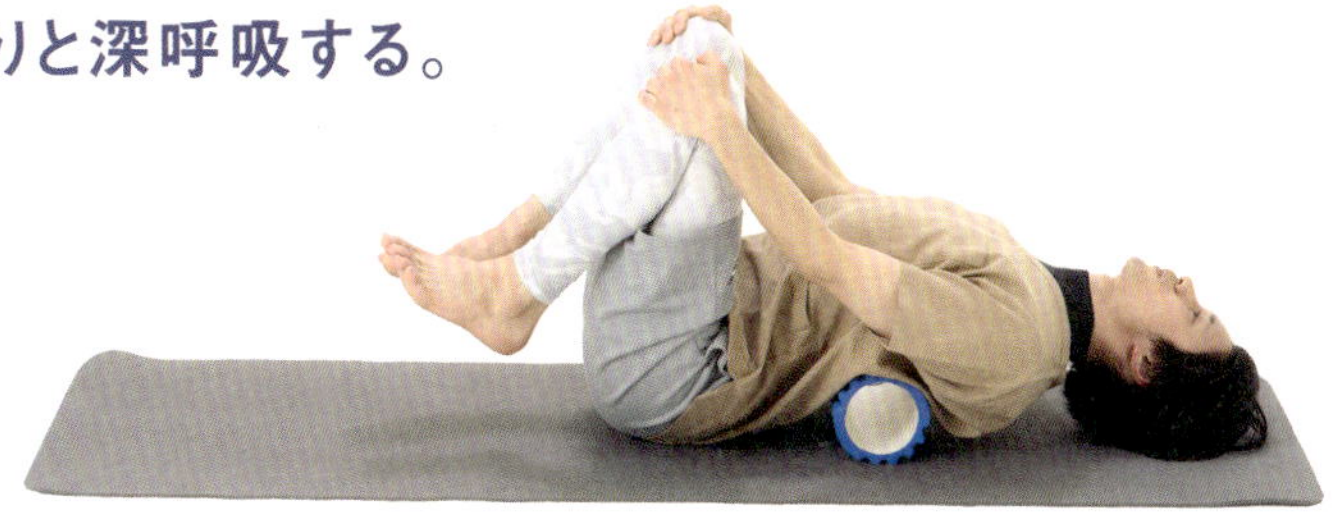

3 ひざから手を放して全身の力を抜く。

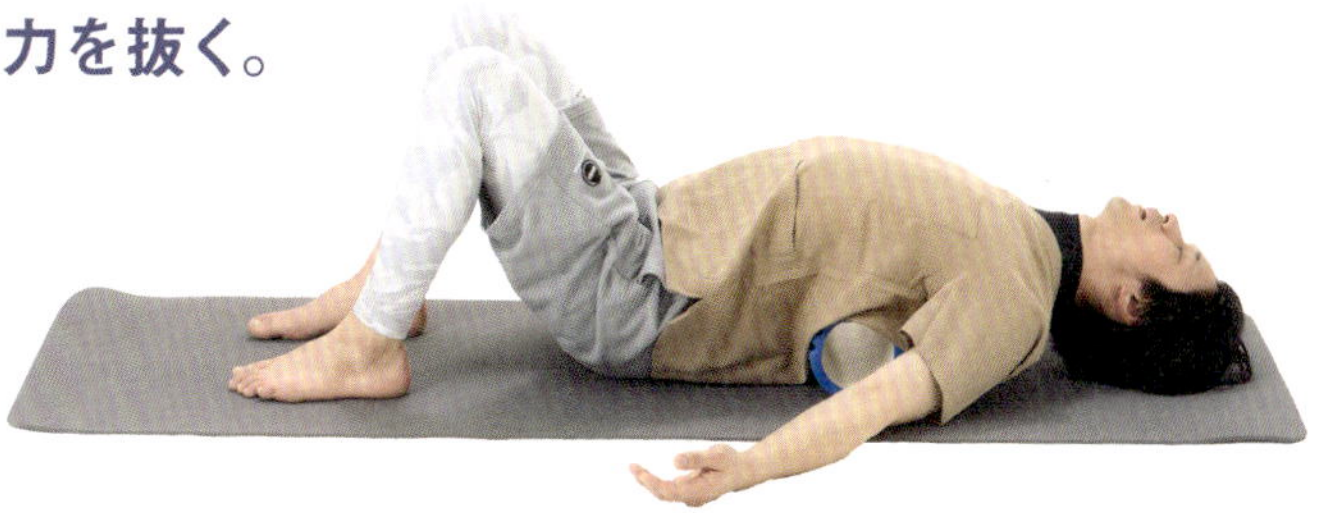

スウェイタイプの姿勢改善ストレッチ ②

脚を開いておしりストレッチ

1 ひざを立てて
床に座る。

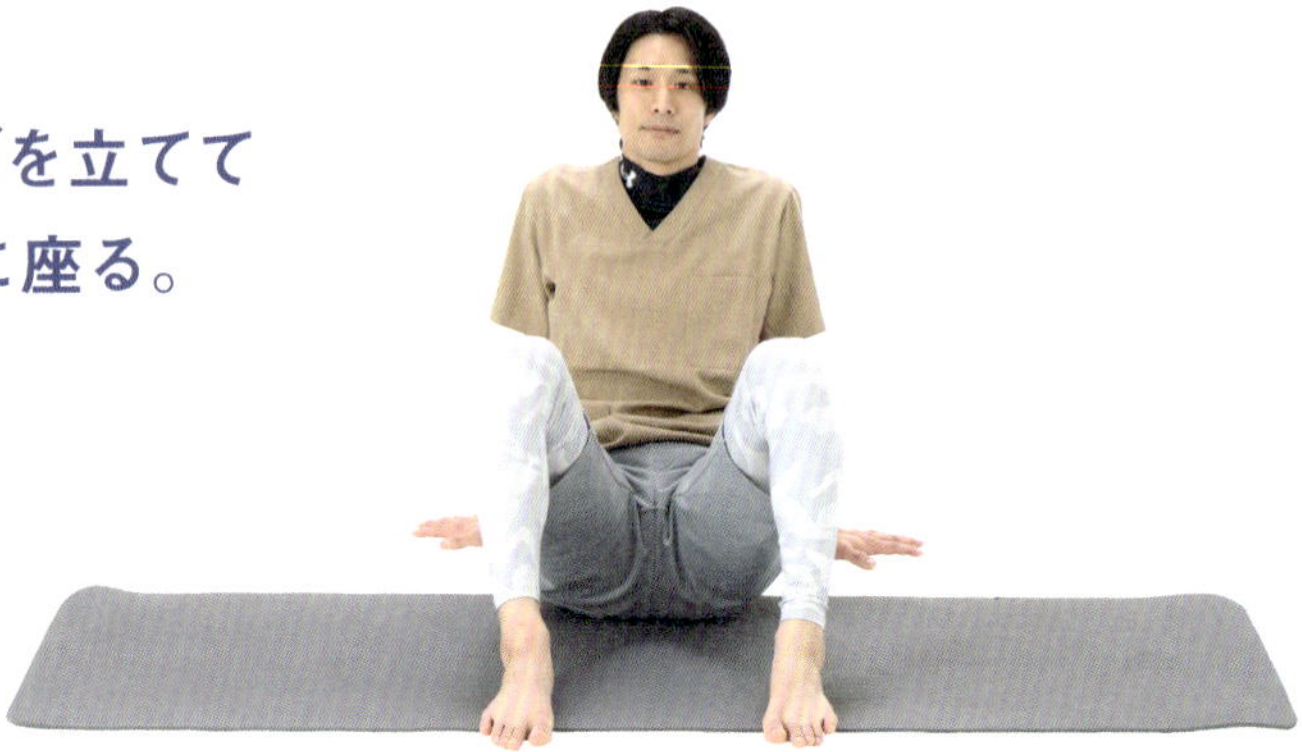

2 両ひざを横に
倒して床につける。

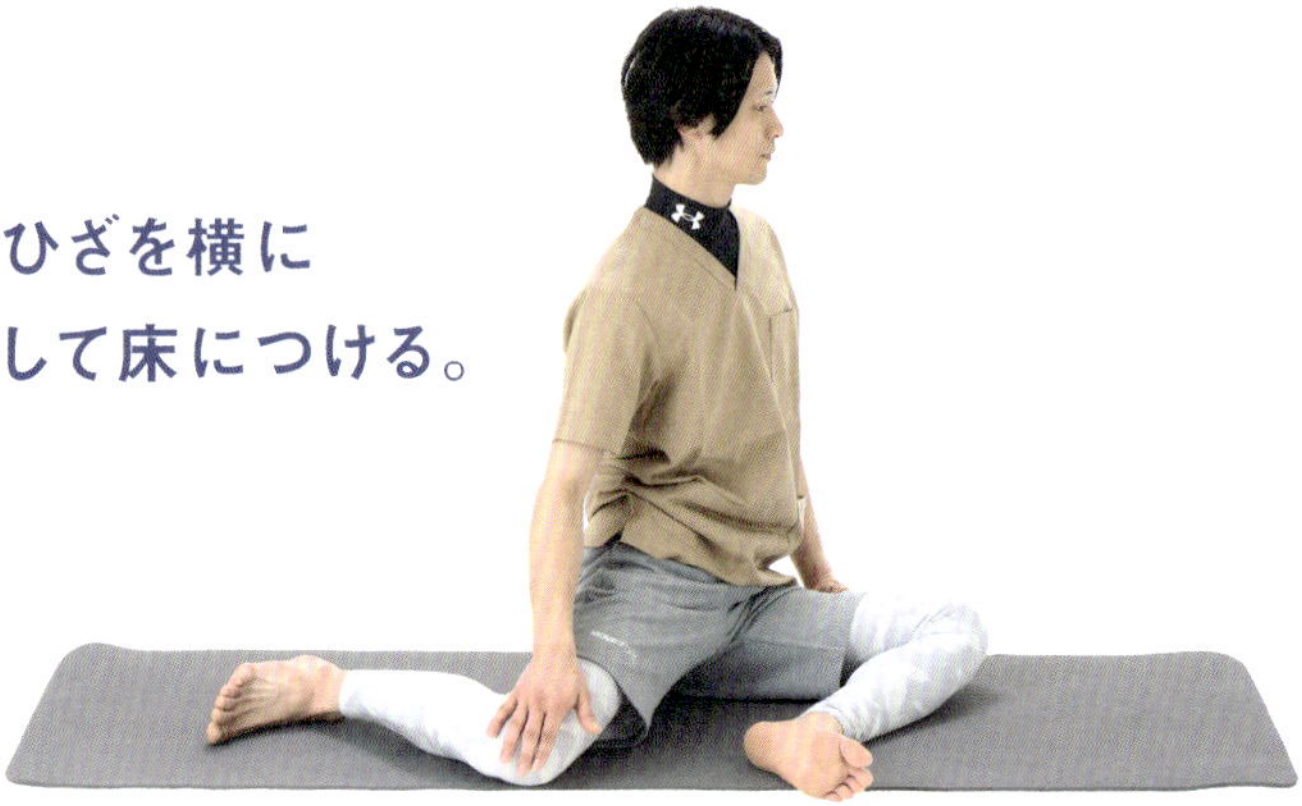

3 倒した側の脚に上体を向け、
その方向に前屈し、
10秒キープする。
反対側も同様に行う。

腰が丸まっているとおしりが
伸びないので、腰（骨盤）を
起こしたまま前屈するように!

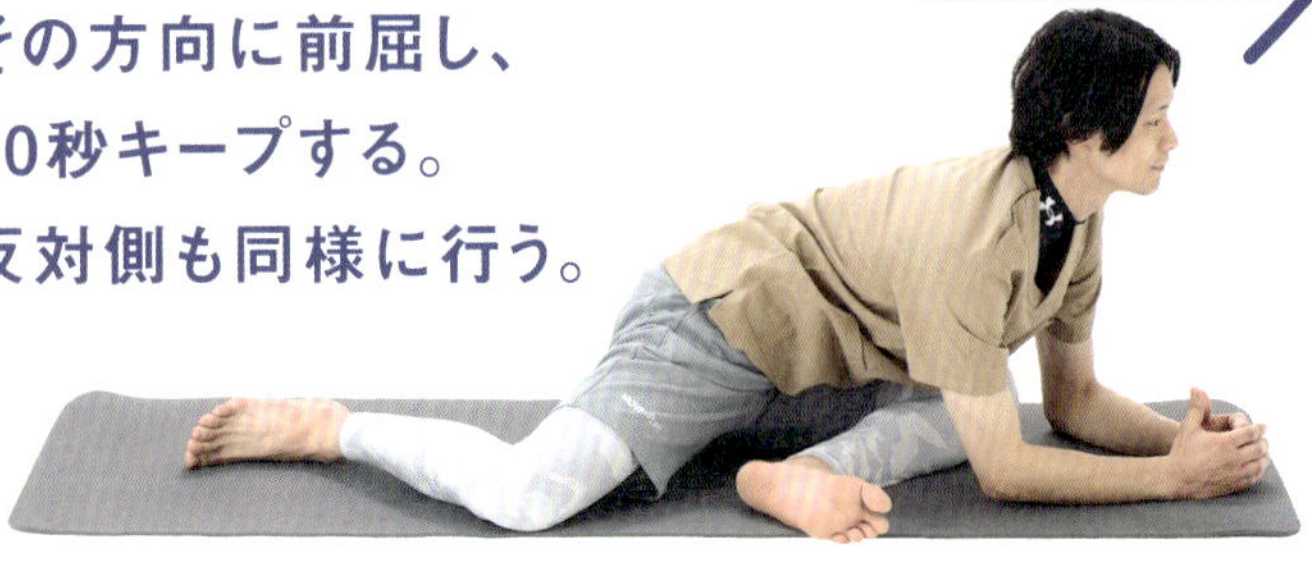

スウェイタイプの姿勢改善ストレッチ ③

鎖骨つまみ

1 人さし指と親指で、鎖骨を包み込むようにつまむ。鎖骨まわりの筋肉が脱力できるように、机や脚の上に腕をのせる。

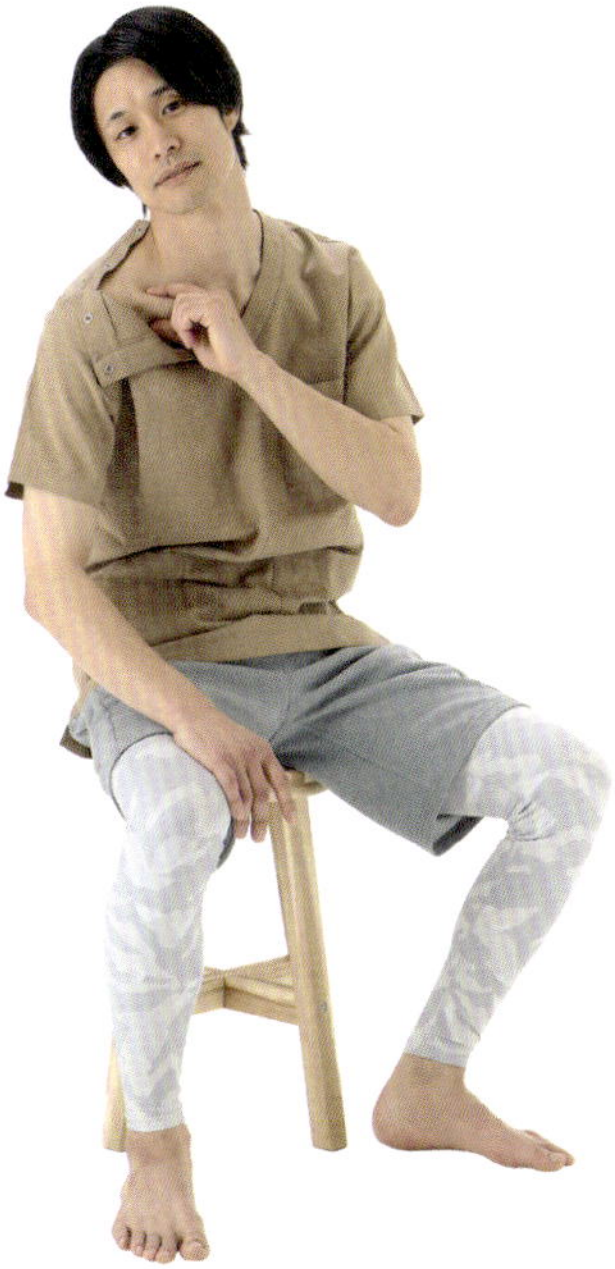

2 鎖骨の内側から外側まで順につまみ、上下左右に軽くゆする。反対側も同様に行う。

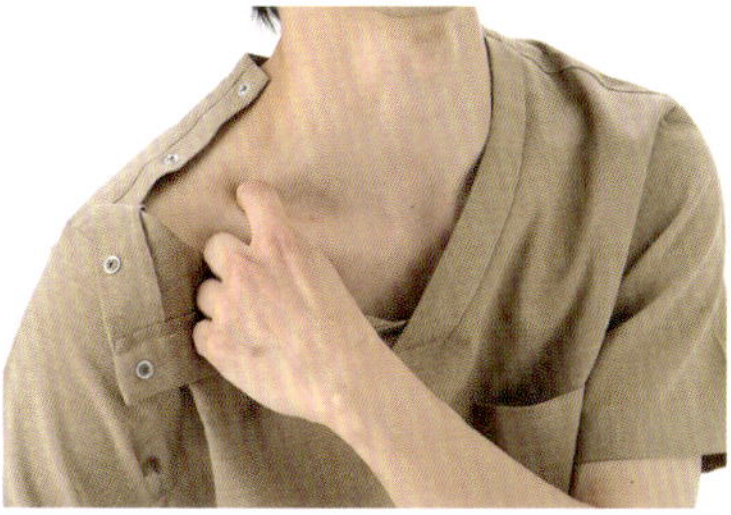

鎖骨の下から親指を入れる力を強くすると、巻き肩や腕のしびれを予防できるのでおすすめ。

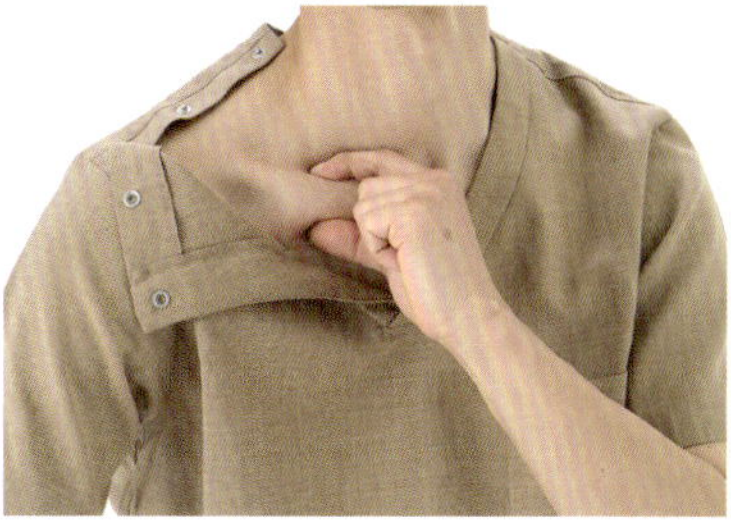

壁に背中とおしりが同時につく
フラットタイプ

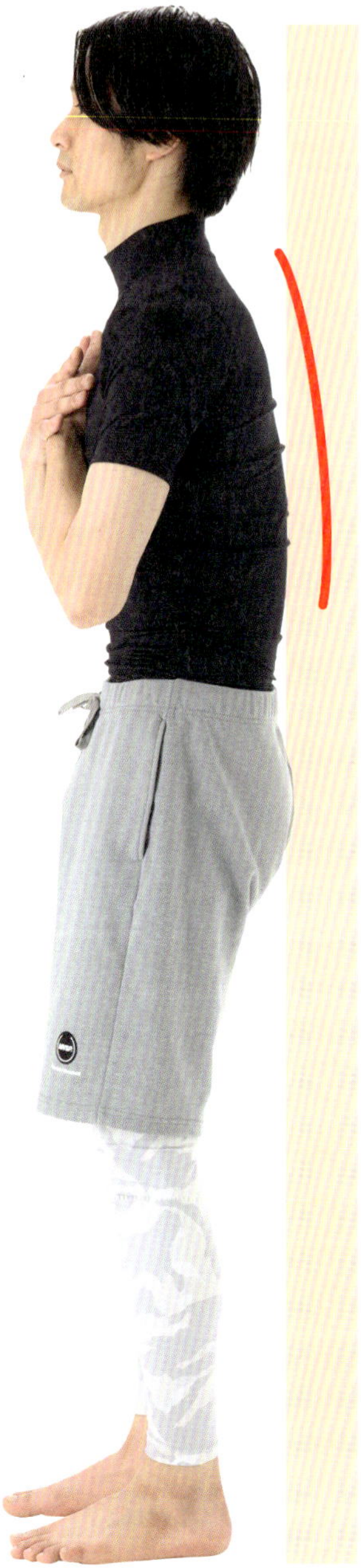

フラットタイプは、胸椎、腰椎ともに平坦で、背骨の彎曲が少ないタイプの姿勢です。一見、まっすぐな姿勢に見えますが、このタイプの弱点は、腰椎の反りがなくなってしまうことにあります。

本来、腰椎は前に出っ張った反りをしていますが、フラットタイプのように腰椎の反りがなくなってしまうと、腰が丸まりやすくなり、各腰椎の間にある椎間板が後ろに飛び出し、ヘルニアになりやすくなってしまいます。そのため、腰椎の反りを作るストレッチで姿勢改善に努めましょう。

フラットタイプの姿勢改善ストレッチ ①

あおむけ体ひねり

1 畳んだバスタオルを肩甲骨の少し下に
横向きで入れ、あおむけになる。

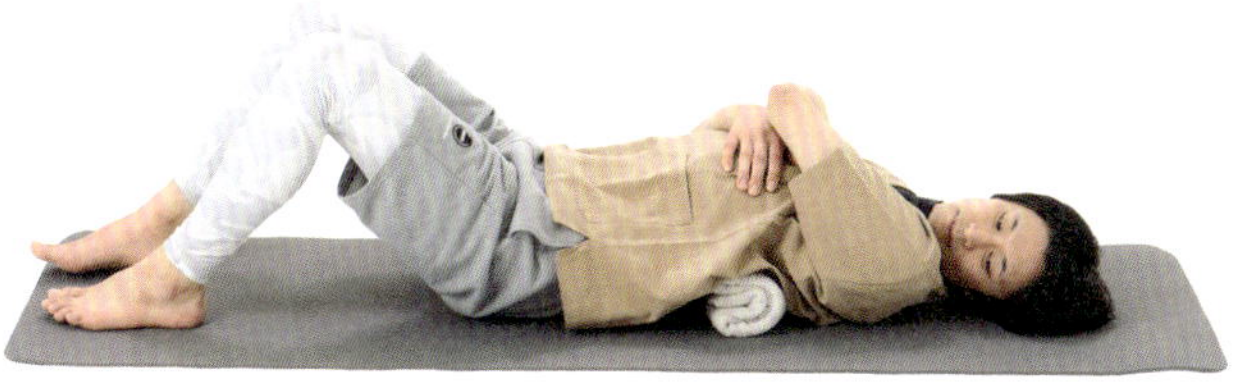

2 右脚を左のももにかけ
左側へゆっくりと倒す。

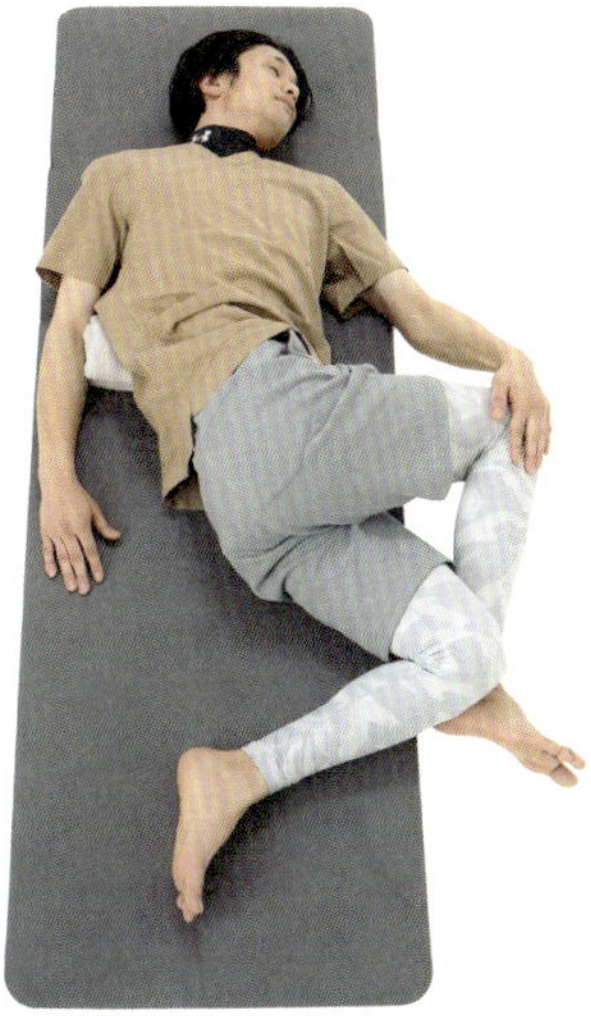

吸うときに脇腹の伸びを感じましょう。

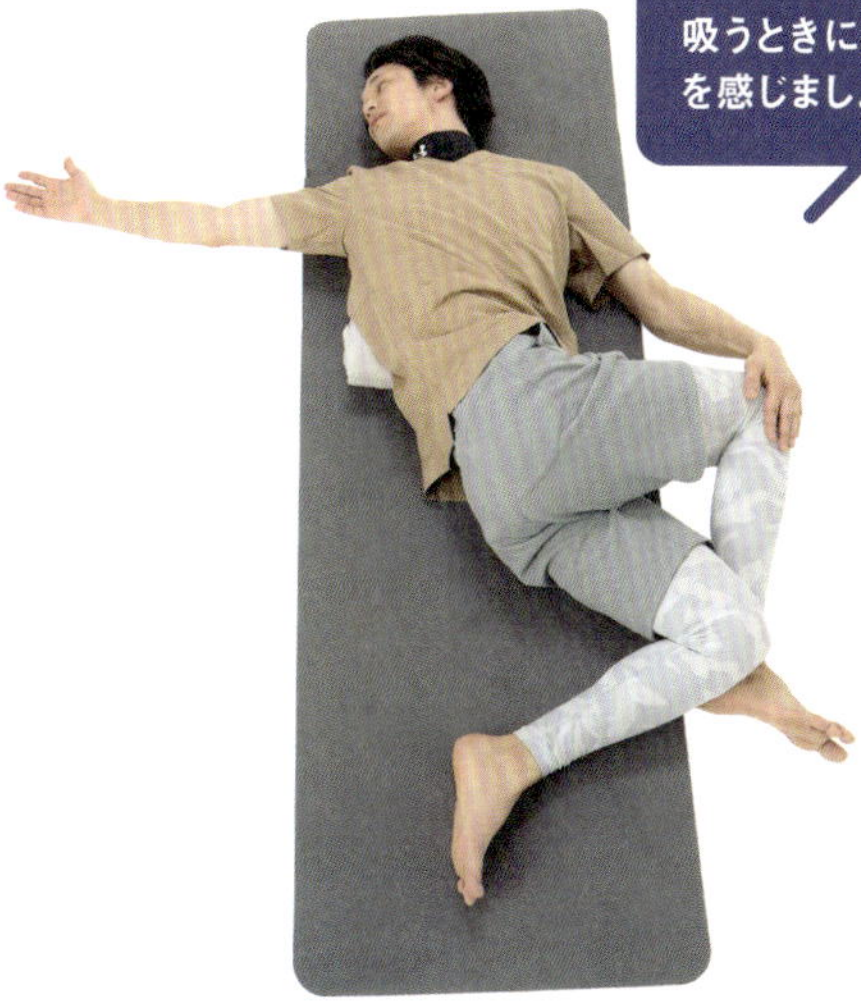

3 倒したほうと反対側の腕を広げる。
ひざが浮かないように倒した側の
手で押さえる。ぐーっと伸ばした
状態で深呼吸をする。
反対側も同様に行う。

フラットタイプの姿勢改善ストレッチ ②

椅子を使ったもも裏ストレッチ

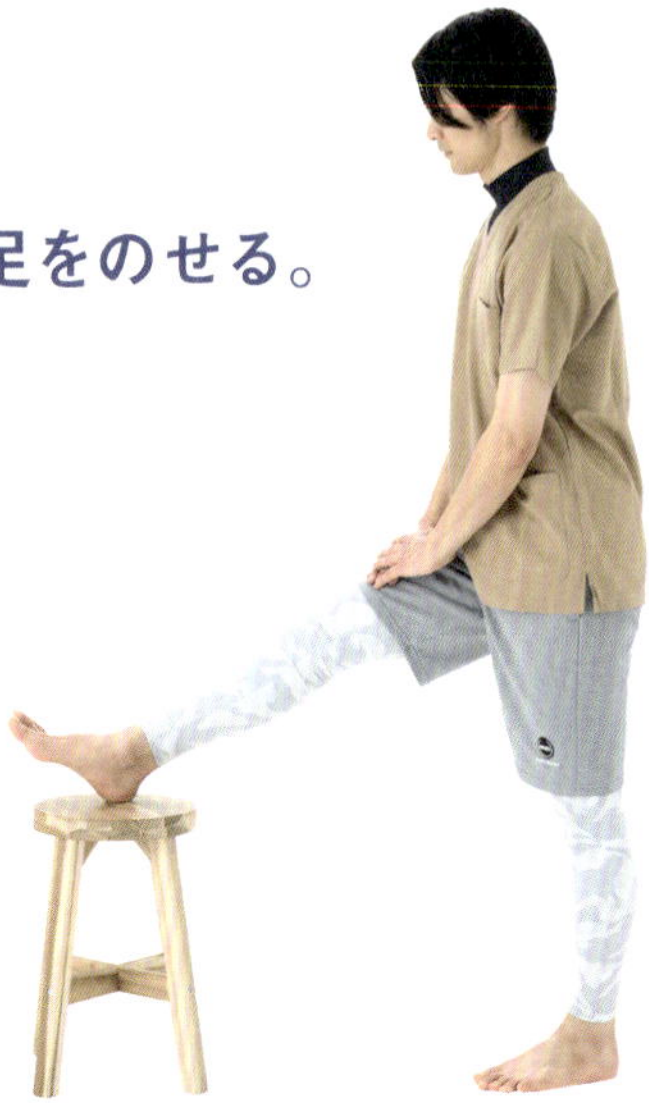

1 椅子や階段の段など、
足をのせられる場所に片方の足をのせる。

2 ひざの上に両手をのせて
前屈していく。

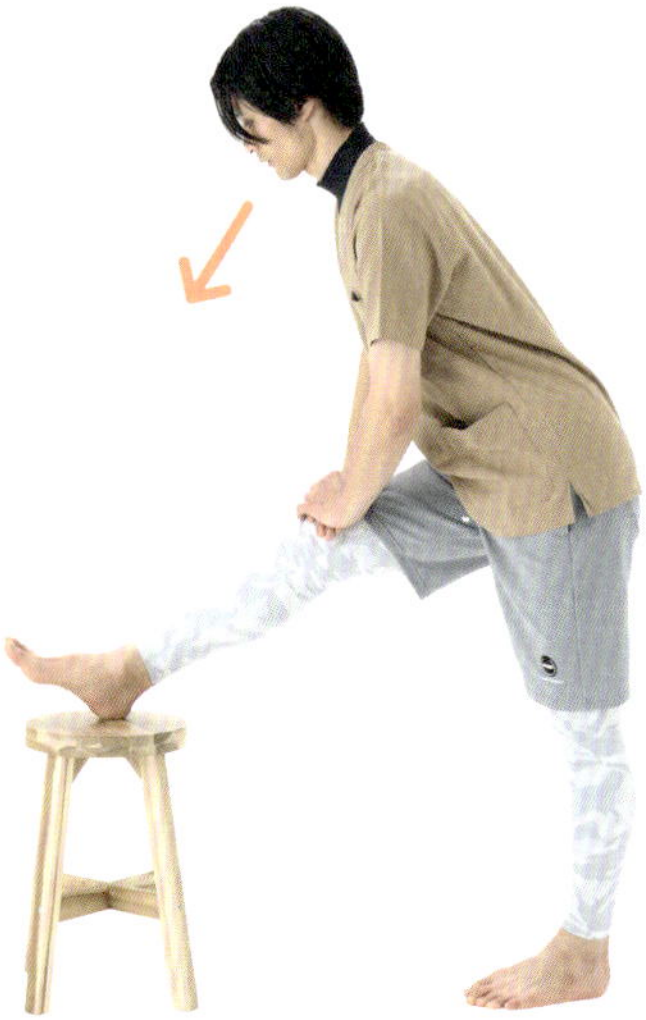

ひざを伸ばした状態がつらい場合は、曲げてもOK。その分、腰をしっかり起こした姿勢で前屈していくのがポイント

ひざ裏ではなく太もも裏に伸びを感じられればgood!

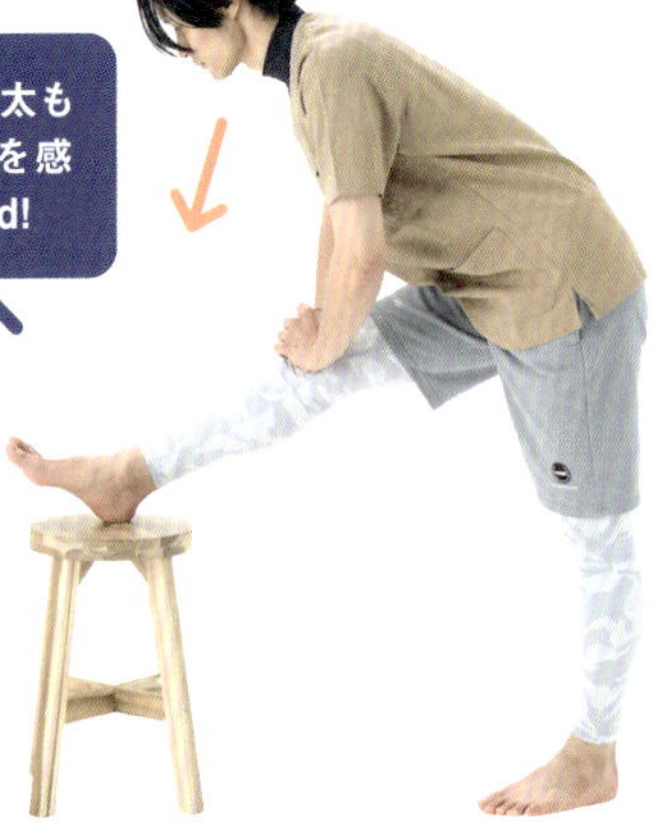

3 前屈しながら少しずつ
前に体重をかけ、
脚を伸ばし、10秒キープ。
反対側も同様に行う。

フラットタイプの姿勢改善ストレッチ ③

広背筋ストレッチ

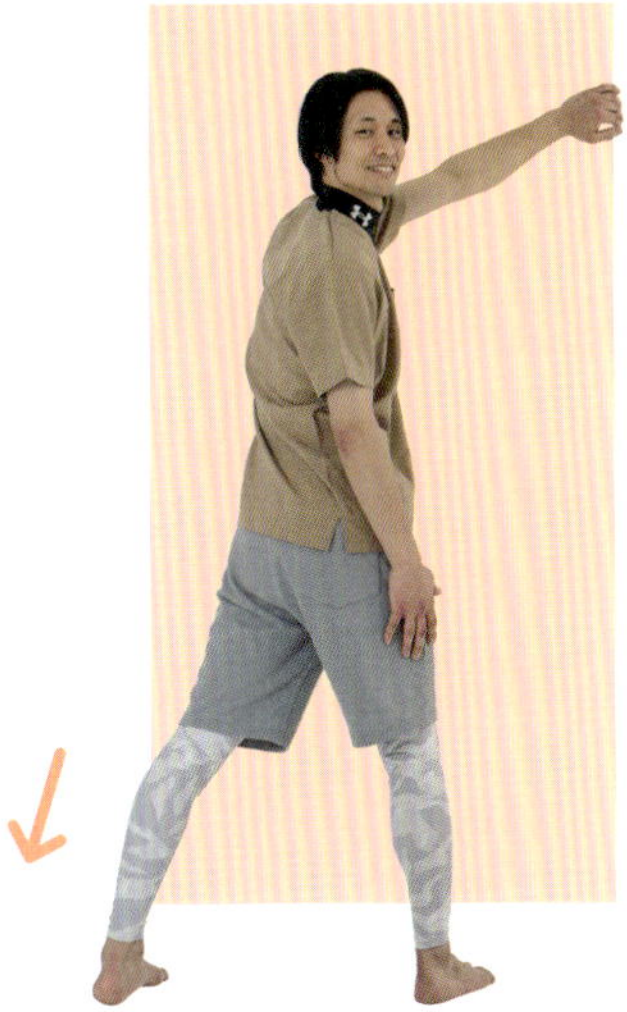

1 扉の出っ張りなどに左の指を引っかけ、同じ側の脚を後ろに引く。

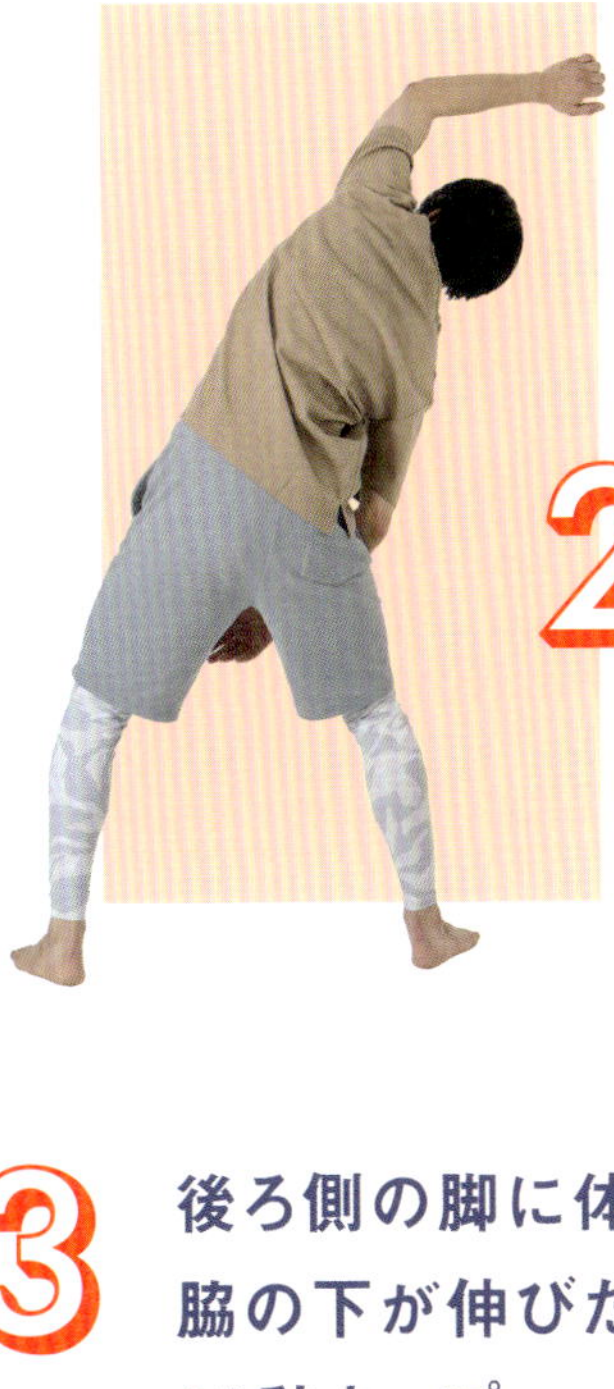

2 つかんだ腕の下に上体をくぐらせ、胸とおへそを正面に向け、上体を右に倒す。

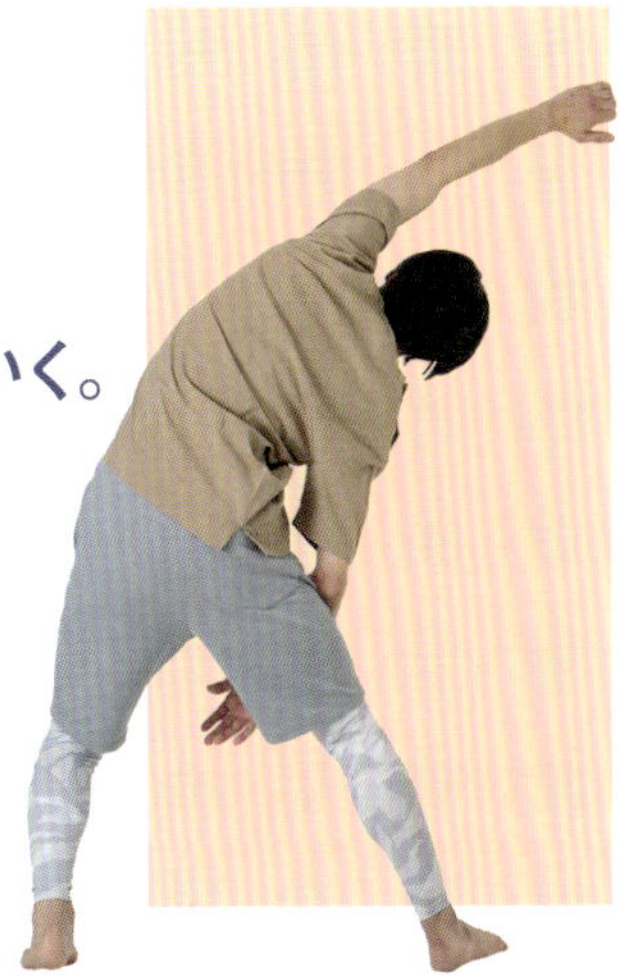

3 後ろ側の脚に体重をのせていく。脇の下が伸びたところで10秒キープ。反対側も同様に行う。

壁におしりが先につく カーブタイプ

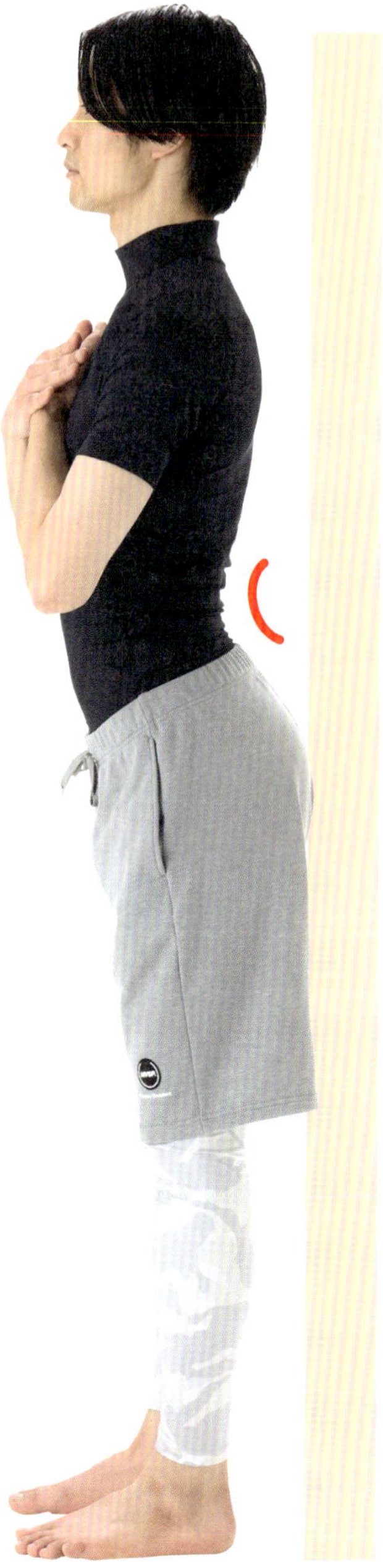

カーブタイプは、胸椎の丸まりが少なく、腰椎の反りが強いタイプの姿勢。いわゆる「反り腰」の人がこのタイプになります。

カーブタイプの弱点は、腰の反りが強いことで腰の筋肉が縮こまって力んでしまい、血流が悪化して腰の痛みが出やすいこと。

そのため、腰部の筋肉がしっかり伸び縮みでき、腰を反らすだけでなく丸まる方向にも動くよう、腰椎の動きを出すストレッチを行うことが大切です。

カーブタイプの姿勢改善ストレッチ ①

あおむけでやる胸式呼吸ケア

1 背骨に沿って、ローラーを入れる。
（ローラーはクッションやタオルなどでも代用可）

ローラーの上の端が、首と肩の高さの境目あたりになるように。

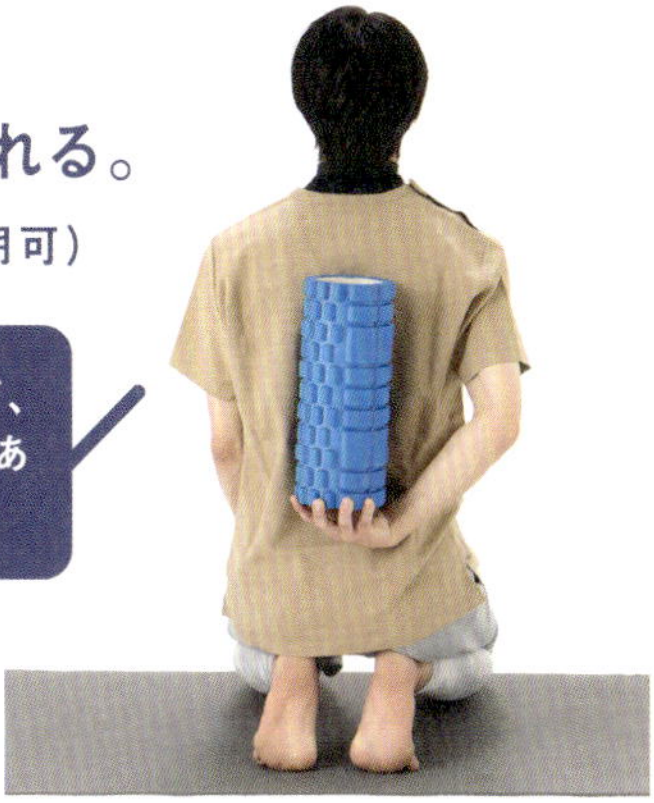

2 あおむけに寝て、
ひざを曲げて、腰が反らないようにする。

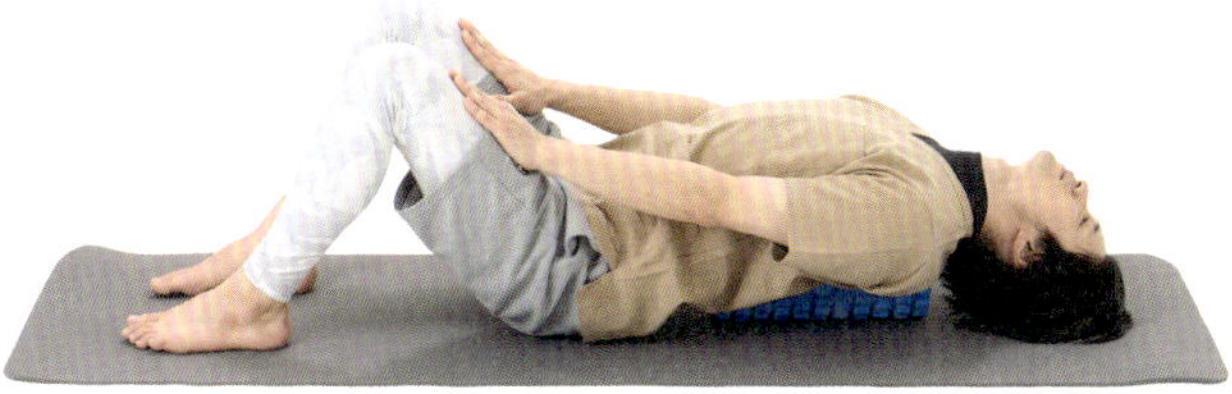

3 手のひらを上向きにして、両腕を外側に広げ、深呼吸する。深呼吸の合間に軽く体を左右に揺らしても効果あり。

吸うときに肋骨の下側が広がって、吐くときに肋骨の下側がしぼむようなイメージで。

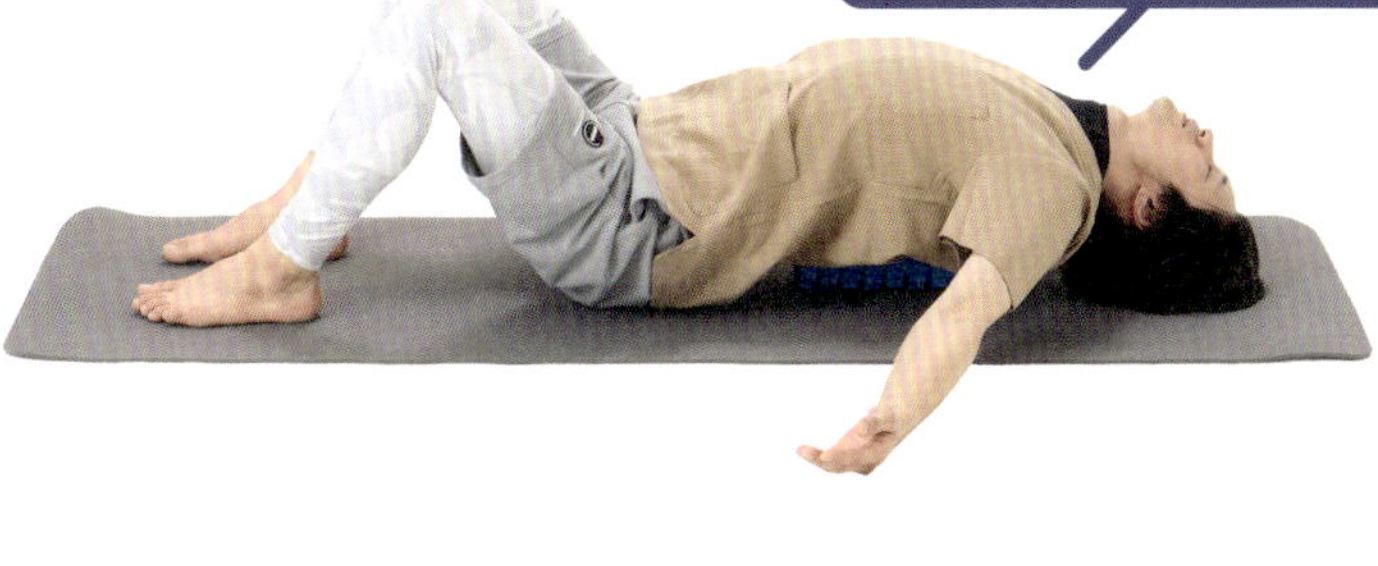

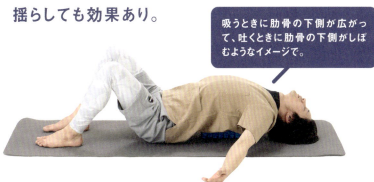

カーブタイプの姿勢改善ストレッチ ②

しゃがんで内転筋ストレッチ

1 脚を肩幅に開き、
つま先を外向きにして立つ。

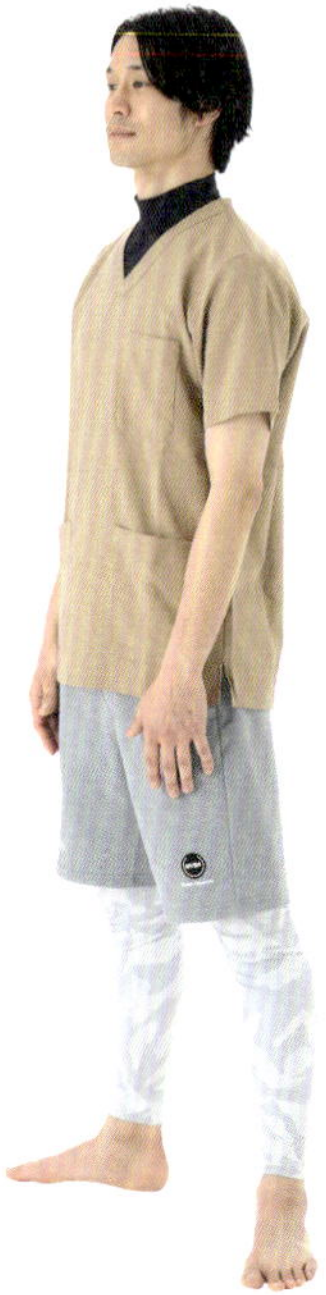

2 ひざは外向きのまま
しゃがみ、両手で
両足首を
内側からつかむ。

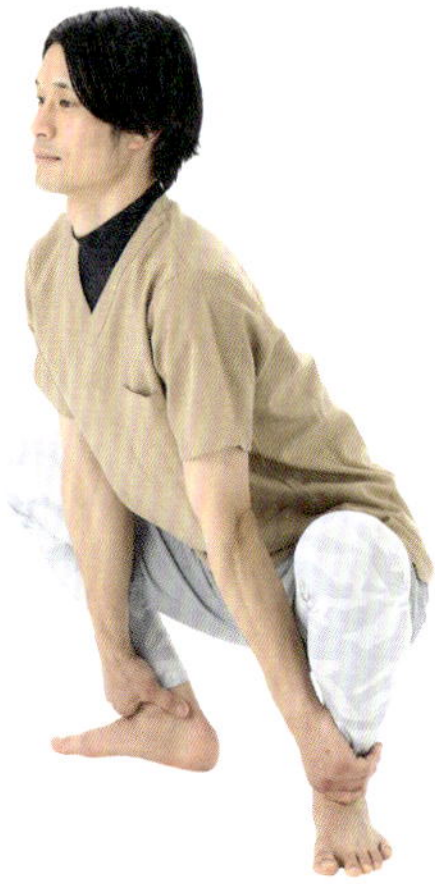

3 両ひじを両ひざの内側に当て、
ひじでひざを外に押し出しながら
前屈する。内ももの
付け根の伸びを
感じるところで
10秒キープして戻す。

足首をつかむのが
難しかったらつかま
なくてもOK!

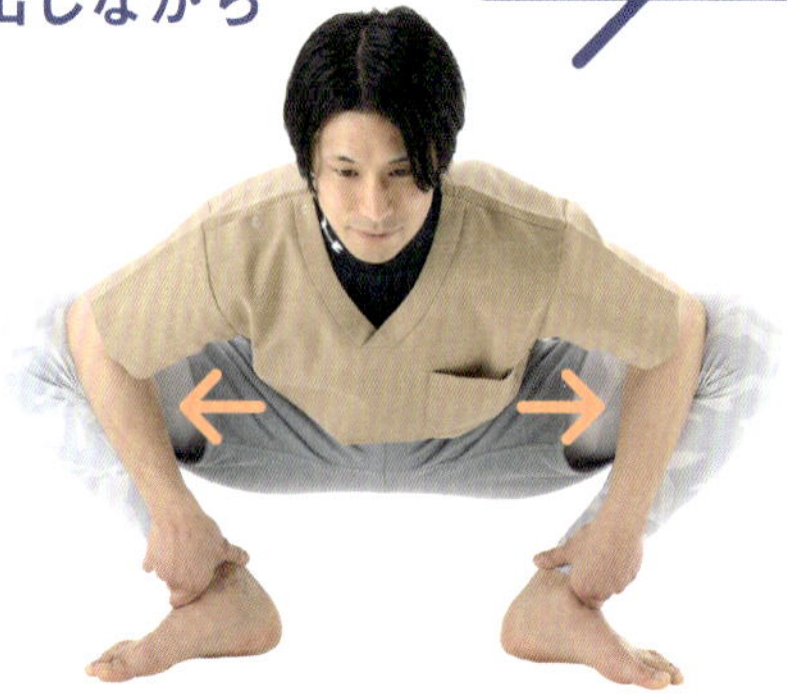

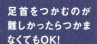

カーブタイプの姿勢改善ストレッチ ③

脚を使った肩甲骨ストレッチ

1 椅子に座り、片方の脚を持ち上げる。
同じ側の手で内側から足の裏をつかむ。

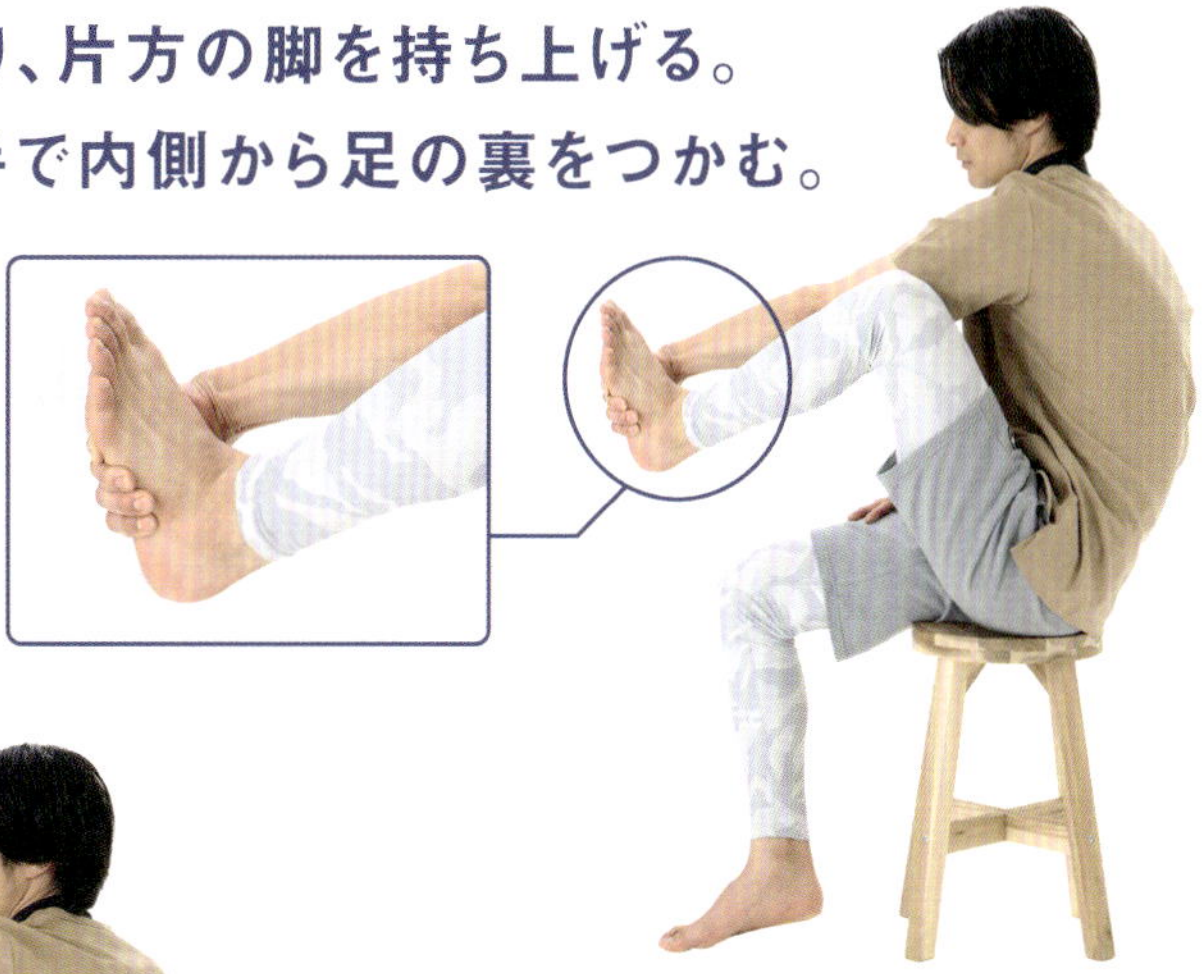

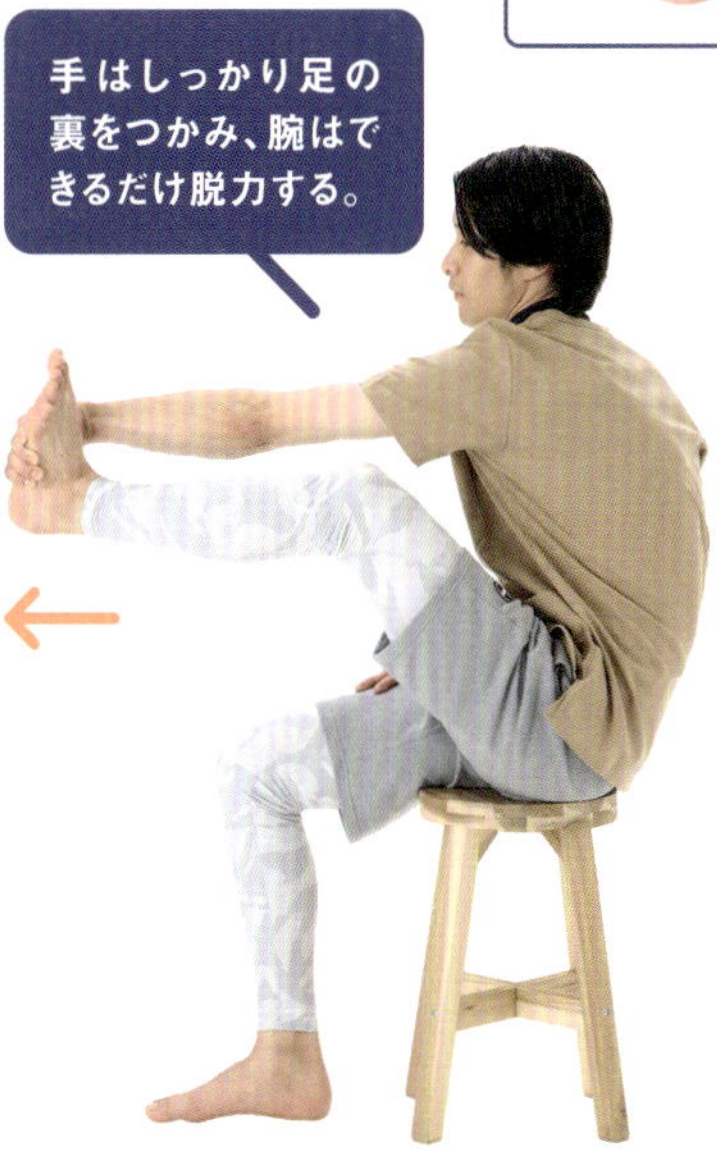
手はしっかり足の裏をつかみ、腕はできるだけ脱力する。

2 背中は脱力して丸めた
状態で脚を前に伸ばす。

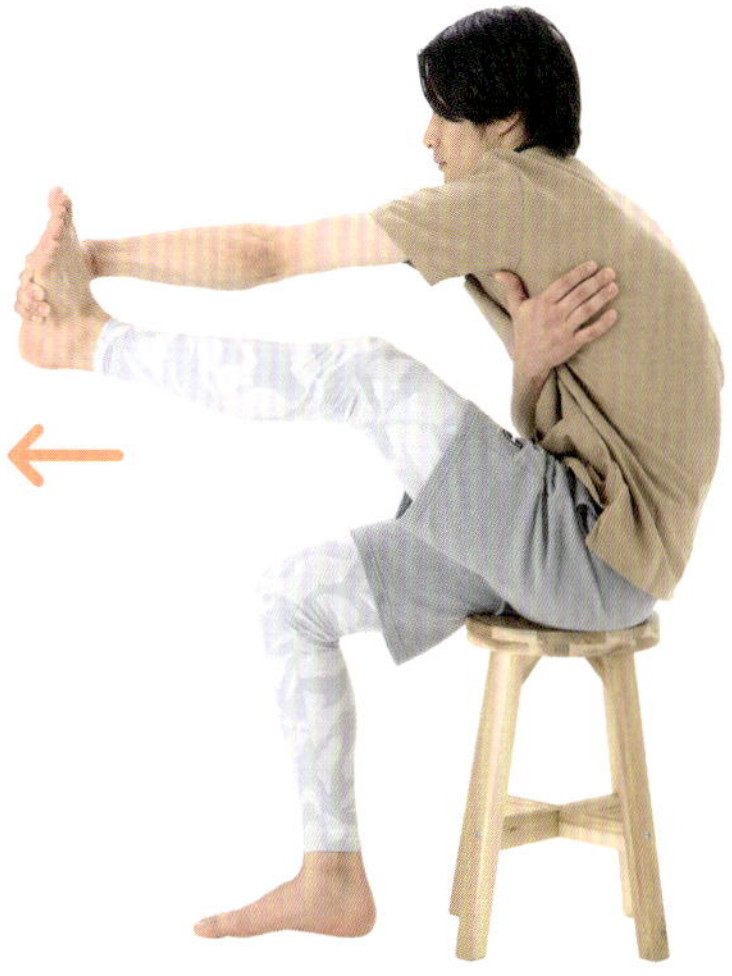

3 肩甲骨の内側の
伸びを感じるところで
10秒キープ。
反対側も同様に行う。

コラム　セルフケアの心得　その⑤

「運動できる体」を作ることが大切!

一生にかかる「医療費」っていくらか知っていますか？　なんと、推計2800万円。しかもそのうち約６割が、65歳以降にかかる医療費です（厚生労働省資料より）。保険利用などで実際の負担は減りますが、医療費は避けられない出費ですし、いつ必要になるかも未知数なので不安ですよね。

もちろん、将来の医療費のためにお金を貯めるという発想もあると思いますが、それならば日々のセルフケアのほうがよっぽど安上がりで健康的です。

というのも、人の体に起こる症状や病気はつながっていることが非常に多いからです。たとえば血管系の病気には、運動不足が強く関連しています。しかし体に痛みがあると、運動ができなくなる。運動ができなくなると病気になりやすくなる、という負の連鎖が起こってしまいます。

体が痛くて運動できないなら、痛みを「根本治療」で改善して、運動できる体を作っていきましょう。

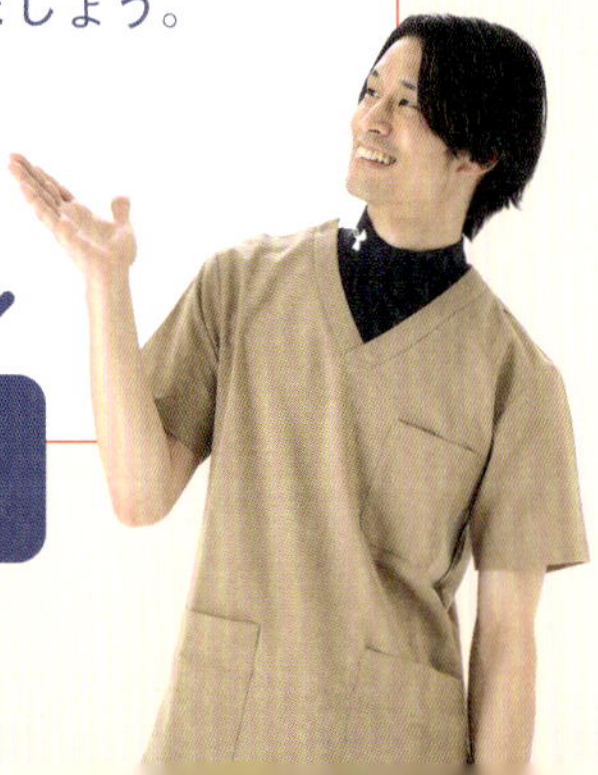

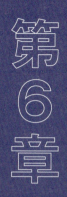

第6章

PART 6

生命力があふれる
身体機能改善

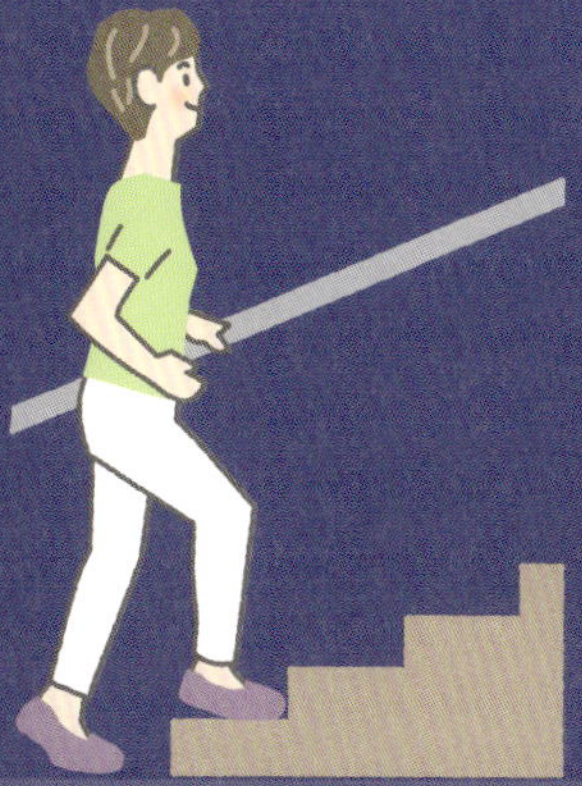

老廃物を流し、栄養を巡らせる

血流改善

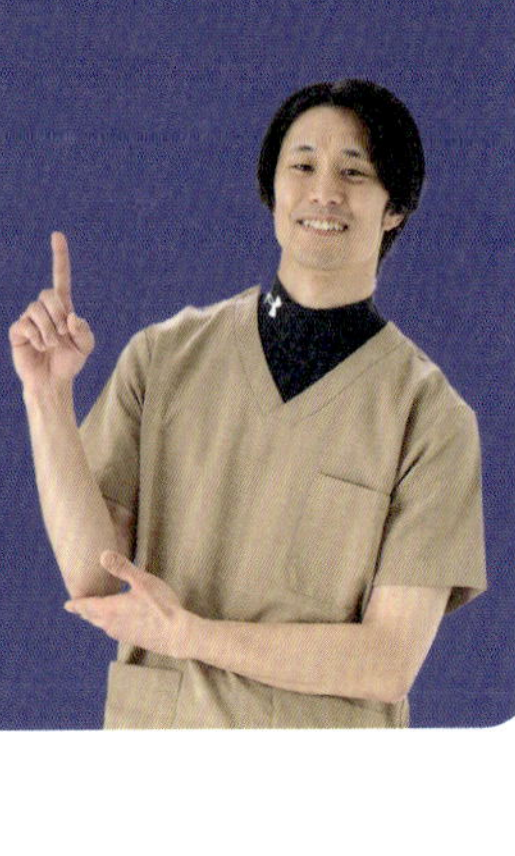

血流とは、心臓から全身の血管を巡り、再び心臓に戻る血液の流れを言います。血流が悪くなると、酸素や栄養が全身に行き渡らず、老廃物が蓄積し、こりやむくみが現れます。状態が悪化すると血管がつまり、心筋梗塞や脳梗塞といった重篤な病気を発症することもあります。

筋肉はポンプのような役割をして全身に血液を循環させているため、運動不足で筋肉がかたくなると血流が悪くなってしまいます。体内の血流を良好に保つには、適度な運動が必須です。

ここでは数あるストレッチのなかでも、とくに血流の改善に効果のあるストレッチをご紹介します。

まずは「脚振りケア」。

腕と脚を大きく振ったり、股関節を大きく動かしたりすることで、体のなかでも大きい筋肉を使うことができ、遠心力で末梢の血流改善が期待できます。

それからかたくなりがちな背中をほぐし、血流を改善する「壁突っ張り背中反らし」。これは老後のための最重要ケアといっても過言ではありません。

股関節と背中のストレッチで、全身の血流を改善していきましょう。

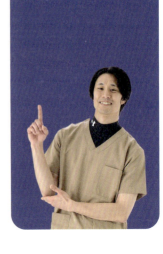

血流改善 ①

脚振りケア（前後）

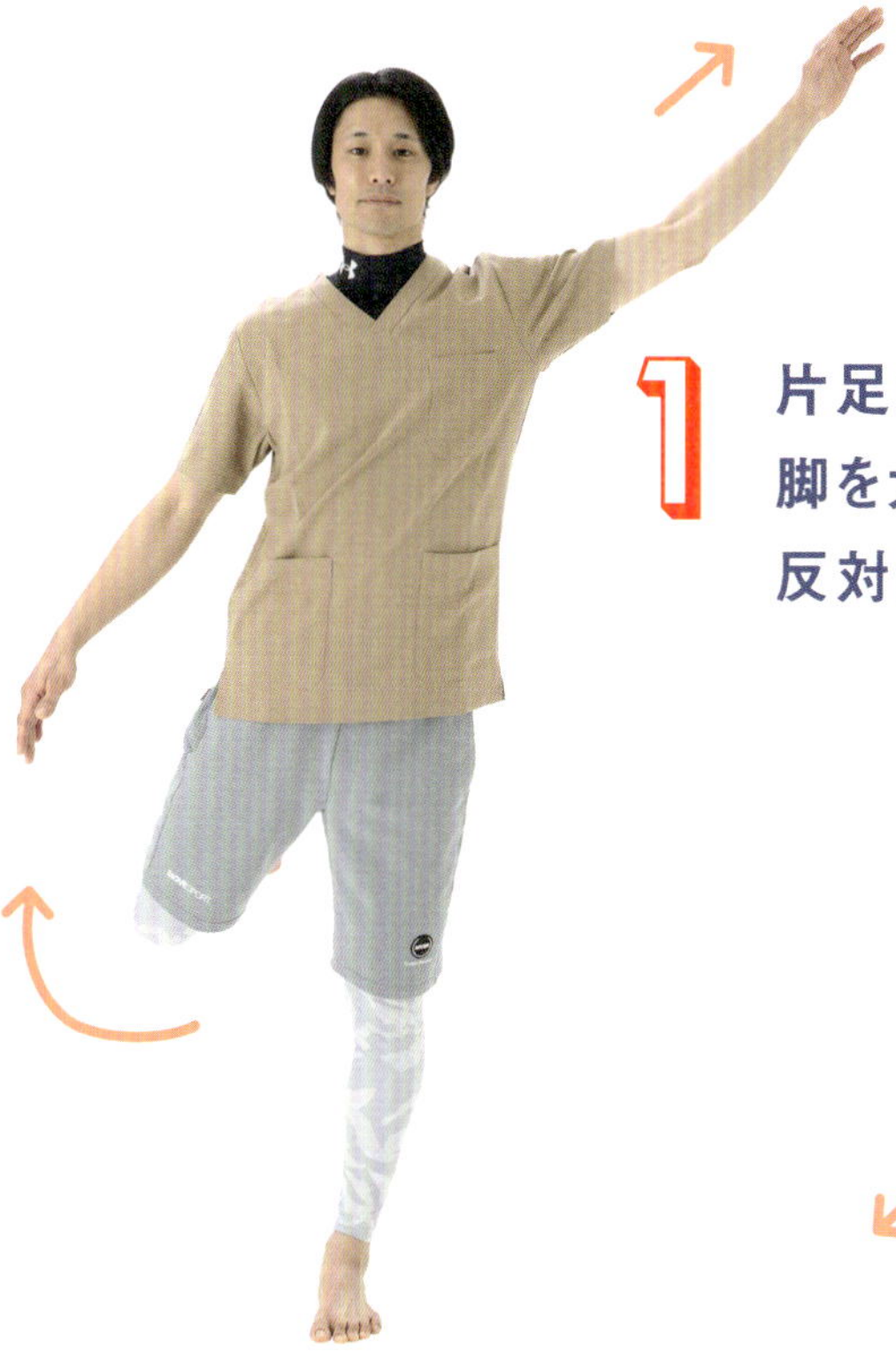

1 片足立ちになり、上げたほうの脚を大きく後ろに振り上げ、反対側の手を上げる。

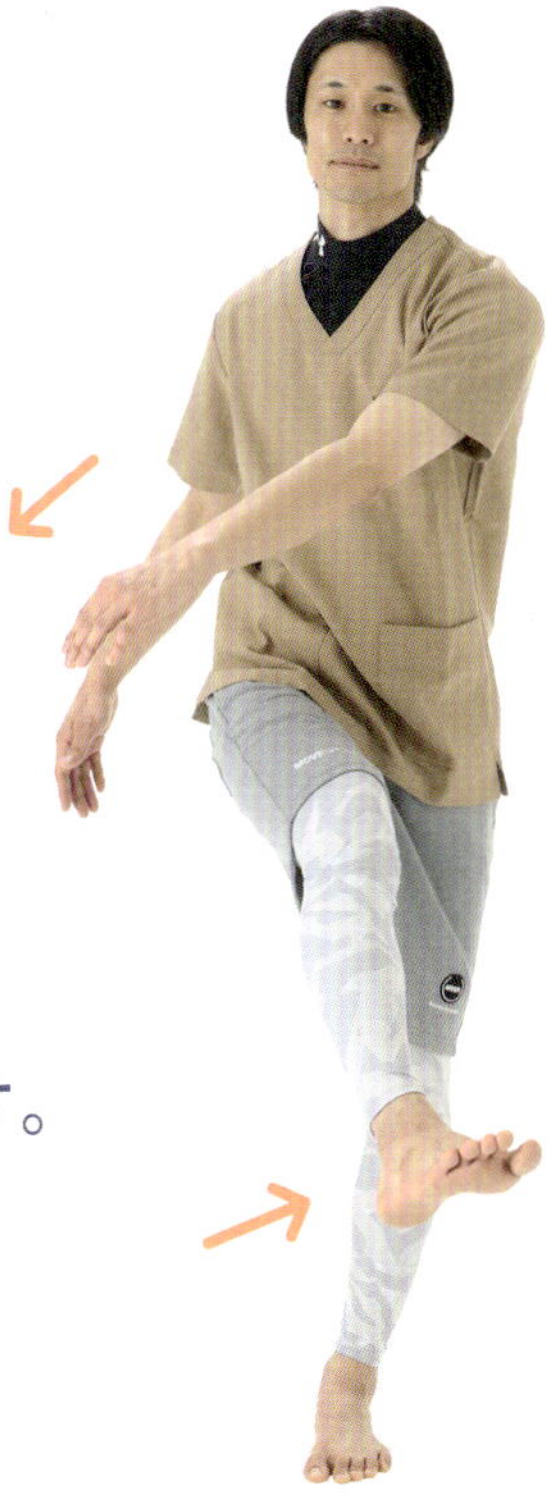

2 手を下ろす勢いで脚を前に振り上げる。1、2を繰り返す。反対側も同様に行う。

血流改善 ②

脚振りケア（左右）

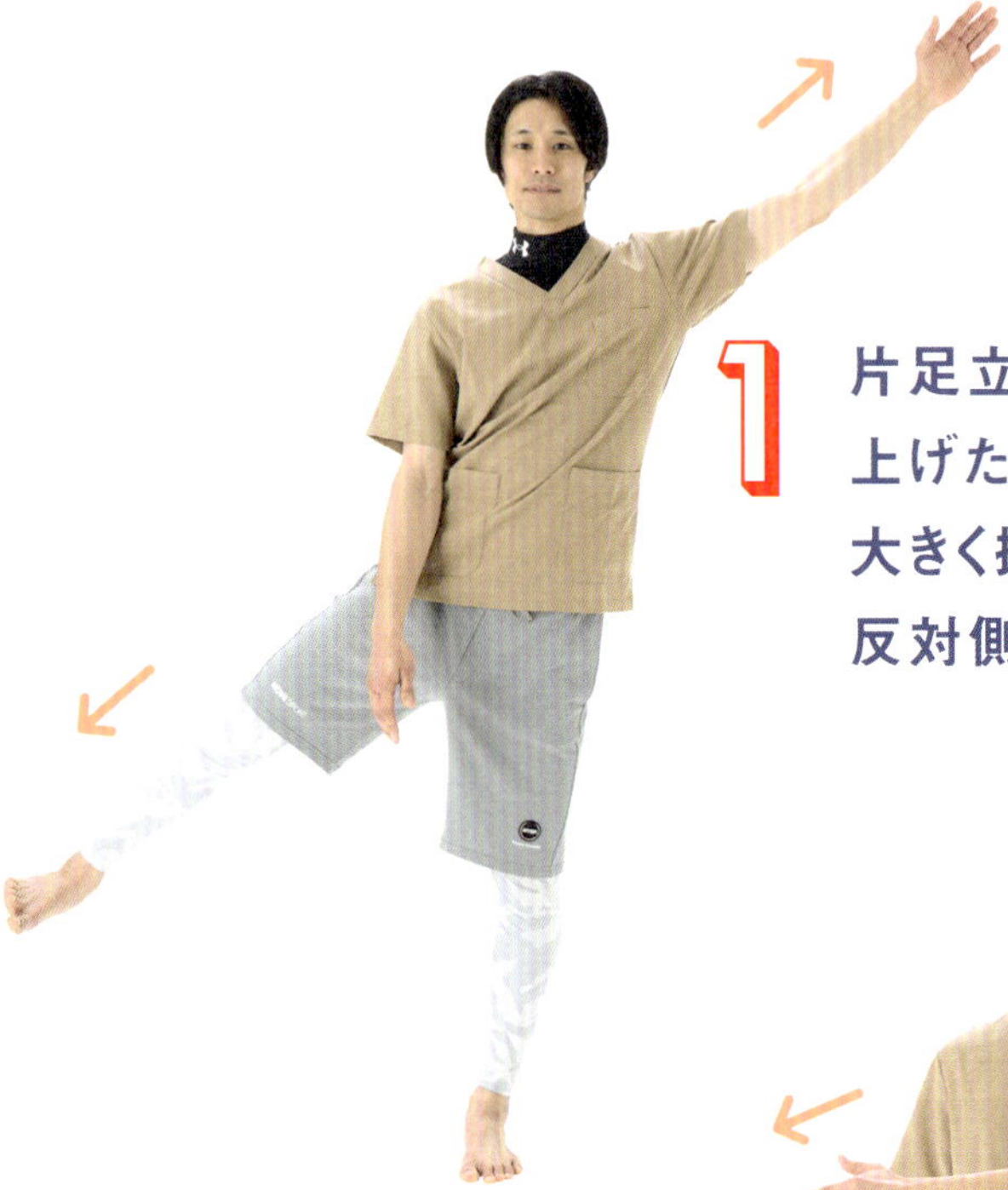

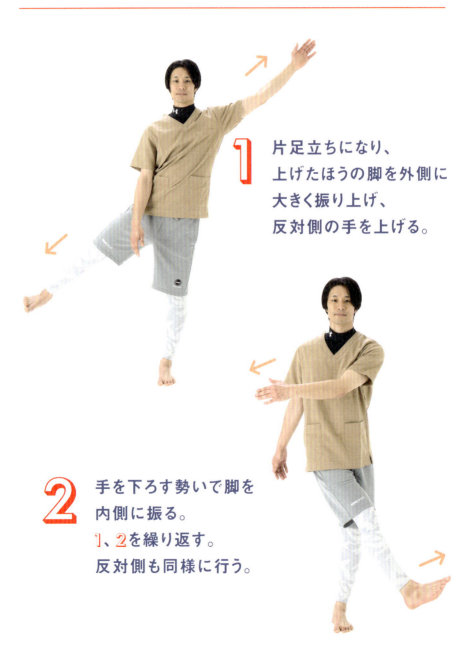

1 片足立ちになり、
上げたほうの脚を外側に
大きく振り上げ、
反対側の手を上げる。

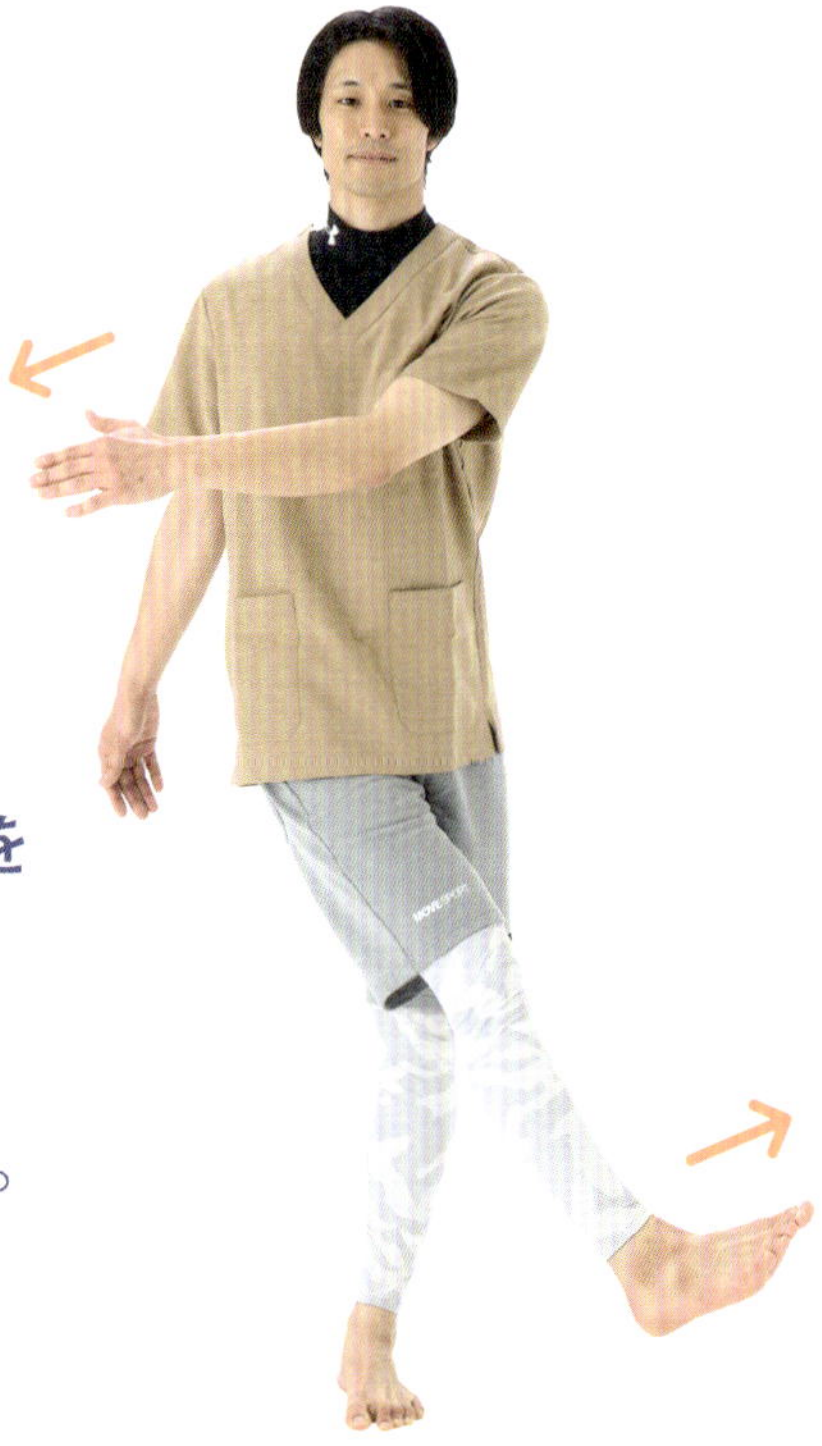

2 手を下ろす勢いで脚を
内側に振る。
1、2を繰り返す。
反対側も同様に行う。

血流改善 ③

脚振りケア（回す）

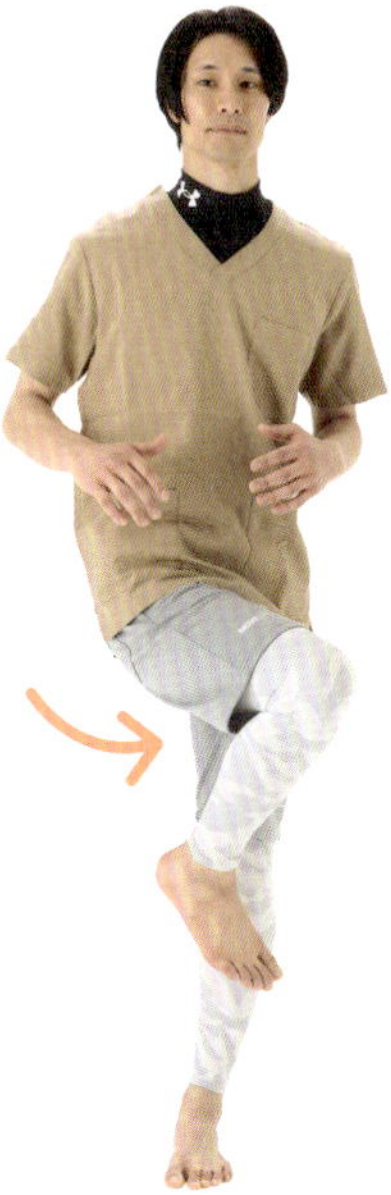

1 片足立ちになり、上げたほうのひざを内側へ寄せる。

2 上げたほうの足を、時計回りにぐるぐると回す。反対側も同様に行う。

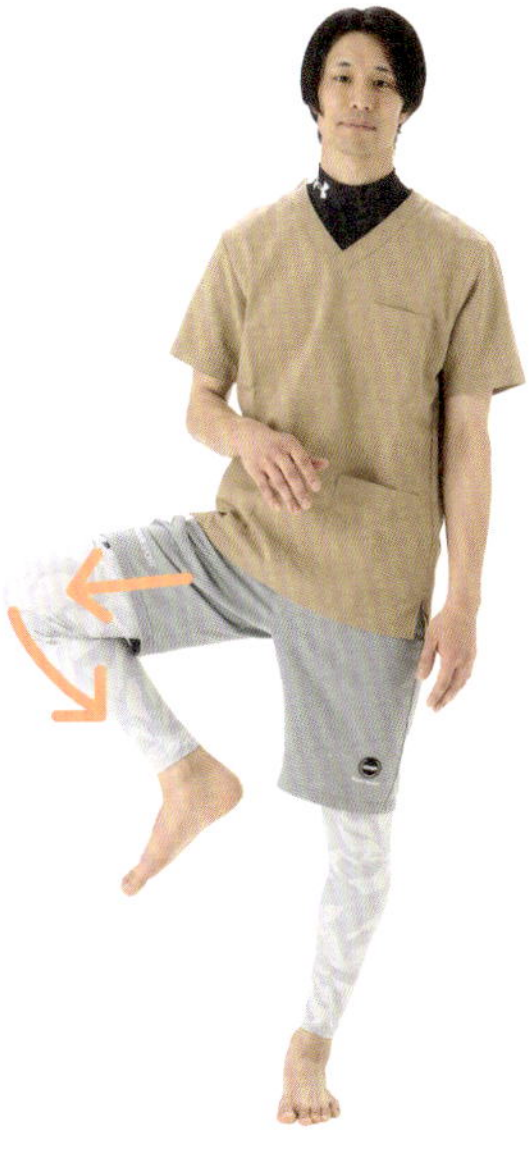

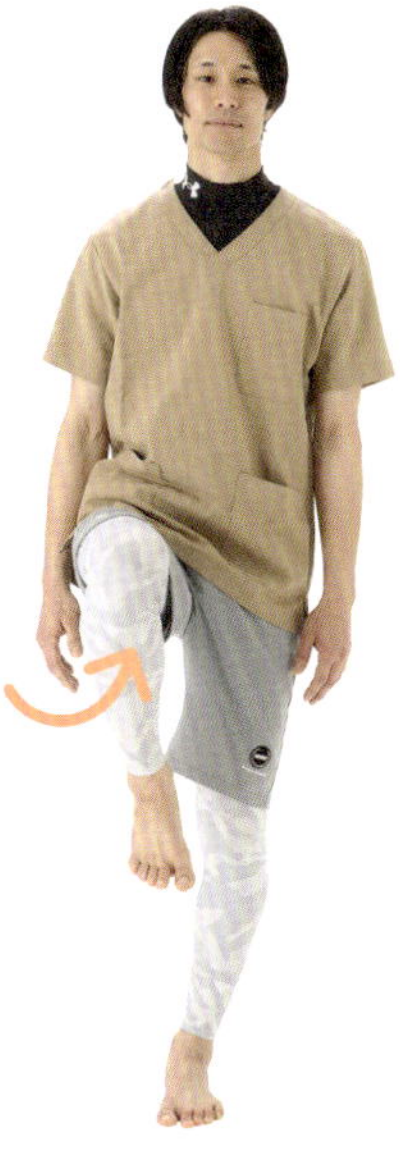

血流改善 ④

壁突っ張り背中反らし

1 壁に手をついて、
前屈しながら
背中を反らす。

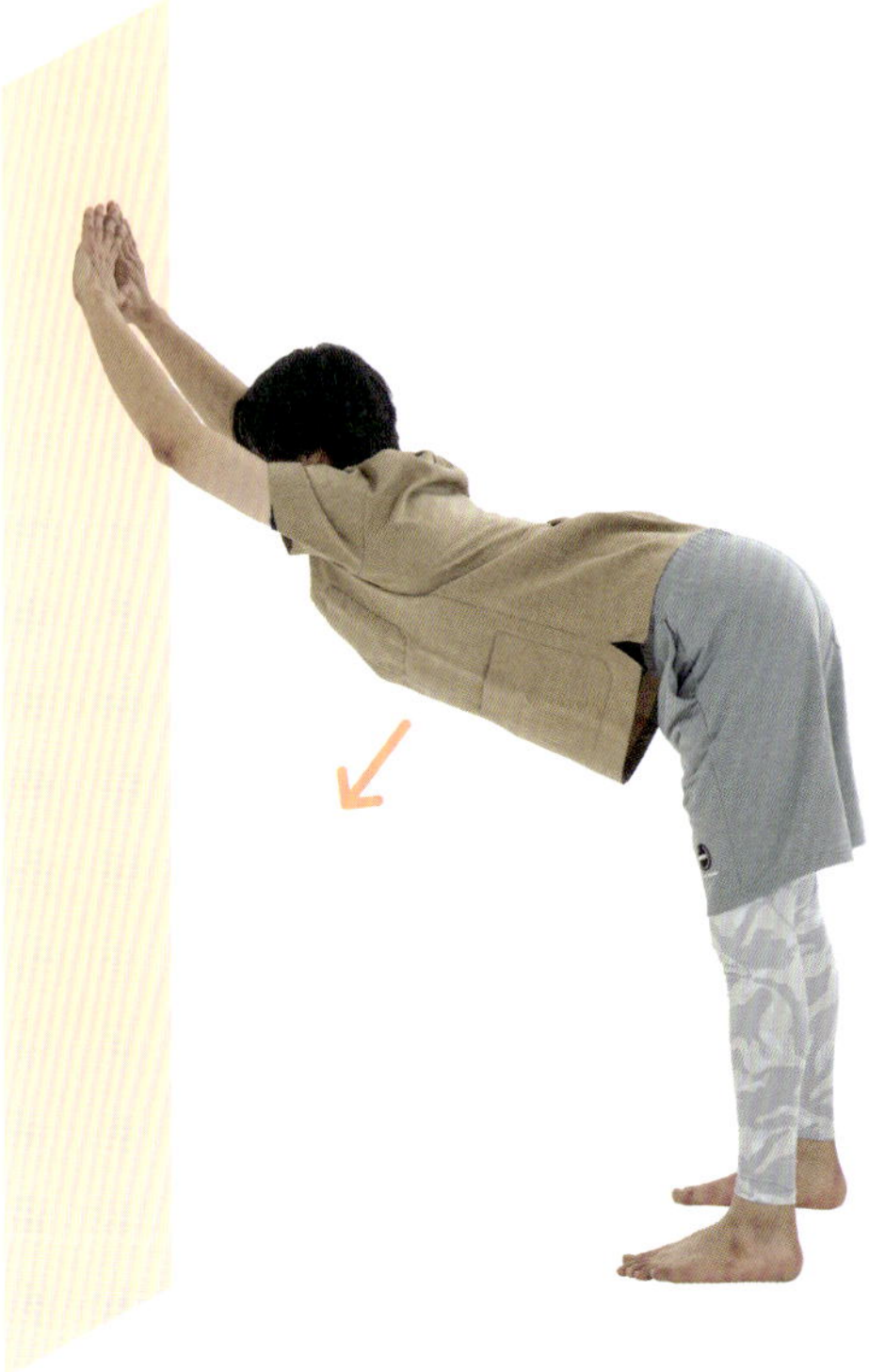

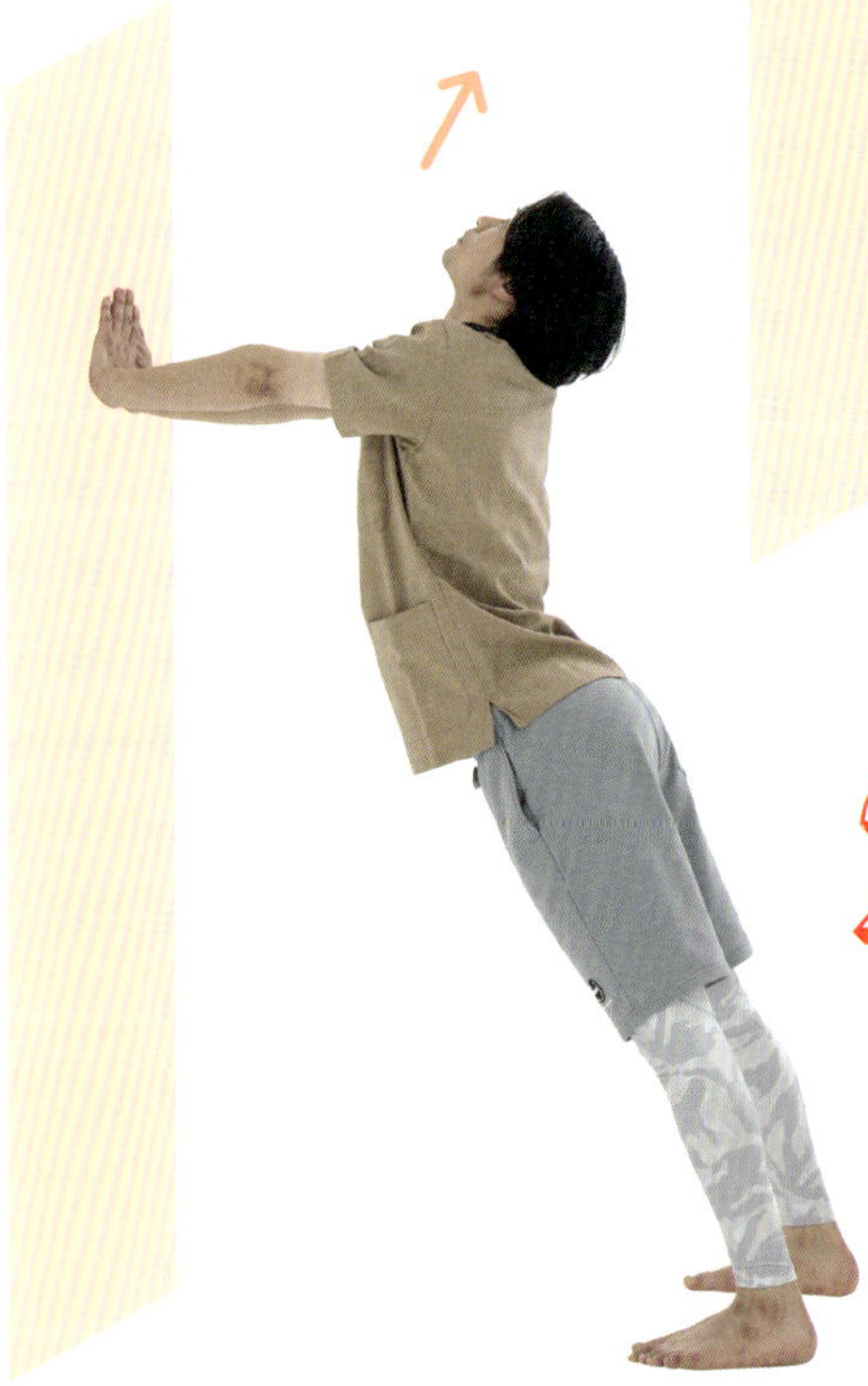

2 体を起こして、
手を突っ張り
胸を前に突き出す
ようにして
背中を反らす。

コラム　セルフケアの心得　その⑥

心の余裕を作るために必要なこと

心の余裕を作るために必要なのは、「時間」「お金」「人間関係」「健康」の４つだと思います。

なぜなら、時間がなくて常にあくせくしていては、心の余裕は持てませんし、お金がないと生活がひっ迫してしまいます。

仮に時間とお金にゆとりがあっても、人間関係がうまくいっていなければ、ストレスがたまり心の余裕はなくなります。

そして４つのなかでもっとも必要な要素は、「健康」です。なぜなら、体が健康でないと病気の治療に時間を取られてしまうし、働いてお金を稼ぐこともできないし、具合が悪くて人に強く当たってしまっては人間関係もうまくいかないからです。

まずは健康な体を保ち、その上に「時間」「お金」「人間関係」が乗っかることで、「心の余裕」や「ゆとり」ができるのです。

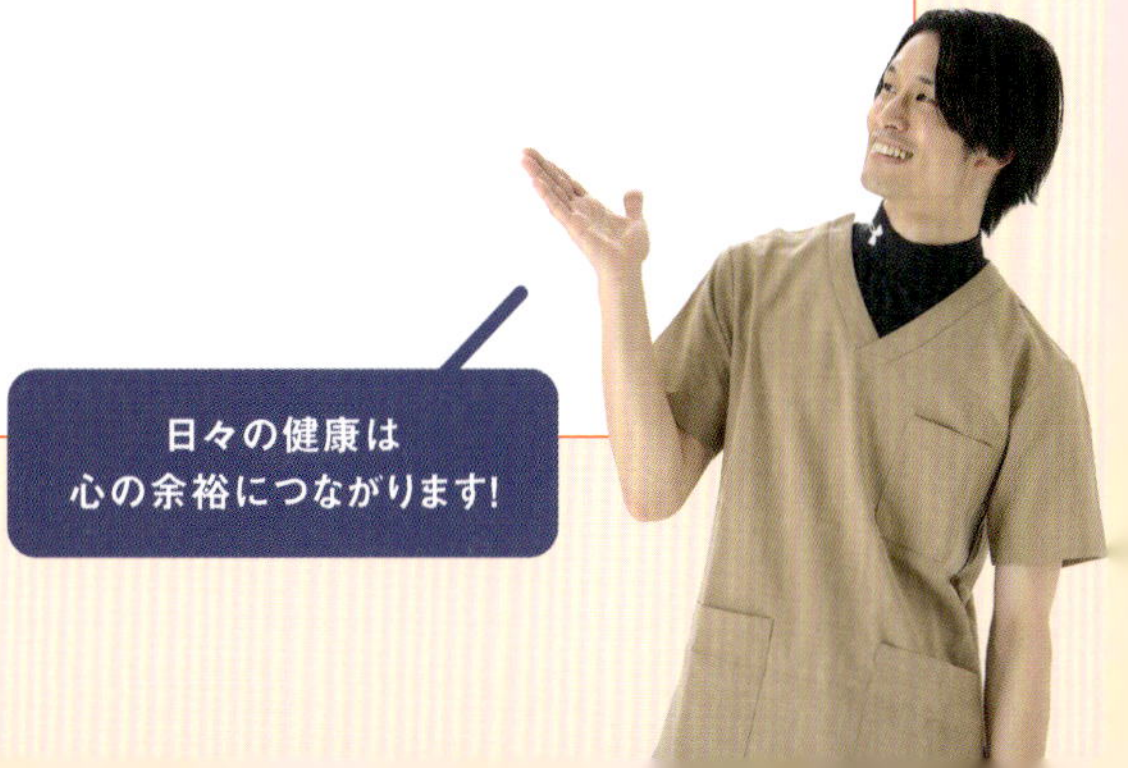

肋骨まわりの筋肉をほぐして、呼吸を楽にする

呼吸改善

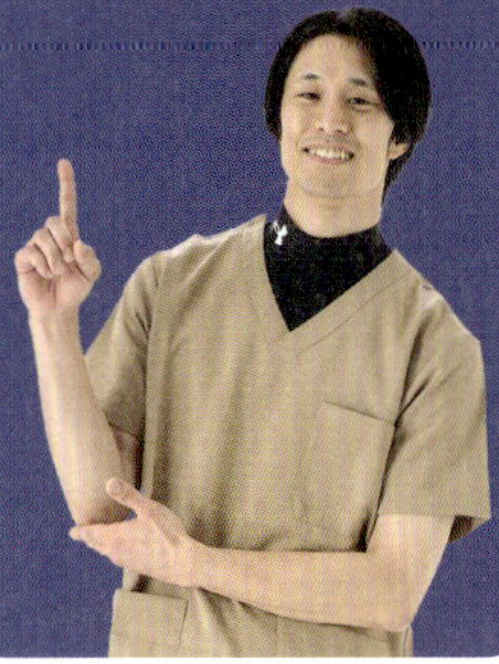

呼吸とは、空気中から酸素を取り入れ、細胞の代謝によって生じた二酸化炭素を排出するガス交換のシステムです。人は１日に２万回~２万５０００回もの呼吸をしており、当然ながら呼吸を止めると人は死んでしまいます。

呼吸が浅くなることは、体調に大きく影響します。全身を巡る血液中の酸素が不足してしまうことで、「頭がすっきりしない」「体が重い」といった不調が多々起こります。

呼吸の浅さの原因は、緊張やストレスなども挙げられますが、呼吸に関わる部位の動きの悪さがきっかけになっていることもじつは多いのです。

無意識に深い呼吸ができるようになるためのポイントは、体のかたさを取ることです。呼吸は当然肺が収縮して行われますが、肺のまわりを囲んでいるのは肋骨。つまりは、肋骨の動きが悪化すると肺の収縮も少なくなり、呼吸が浅くなってしまうということです。

肋骨まわりの筋肉をケアし、深い呼吸ができるようになると、自律神経も整っていきます。

肋骨まわりと体側の筋肉をほぐし、伸ばすことで、呼吸を楽にしていきましょう。

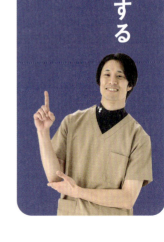

呼吸改善 ①

肋骨はがしマッサージ

1 肋骨の下側を
指でさわって確認する。

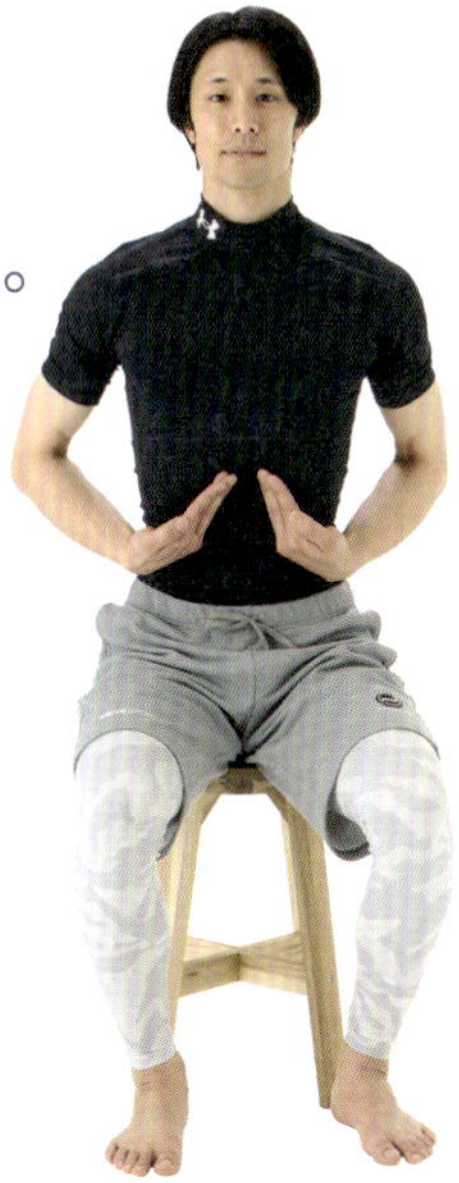

2 親指以外の4本の指を、
肋骨の下に入れ込む。

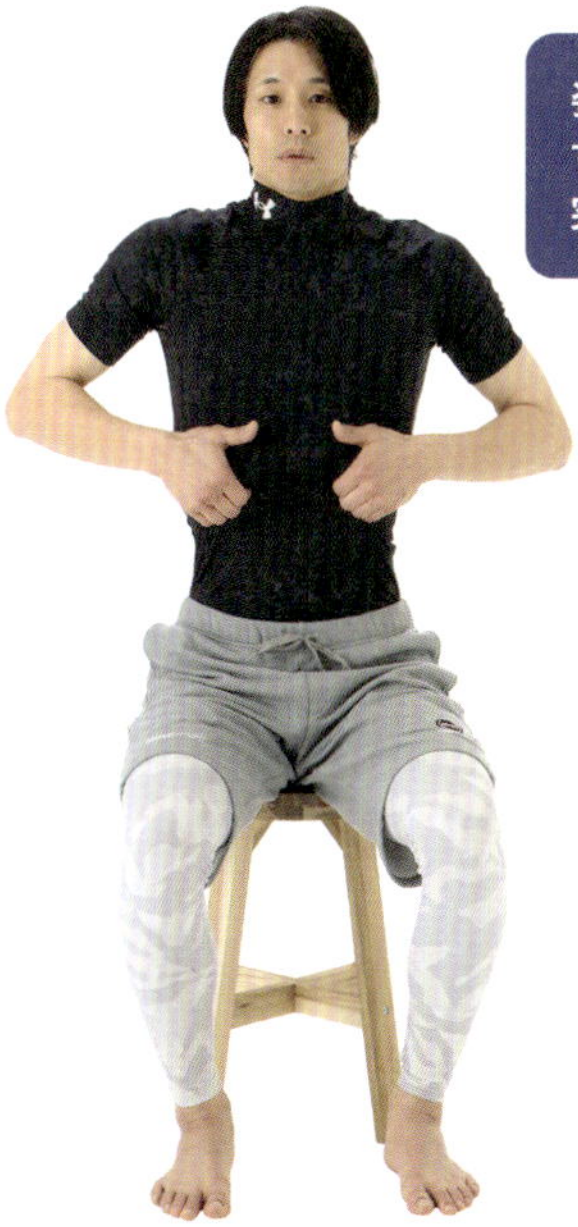

姿勢は背中が丸まりすぎず、背中が反って腹筋が突っ張ることもないように。

吸うときに肋骨を引き上げるようにしましょう。

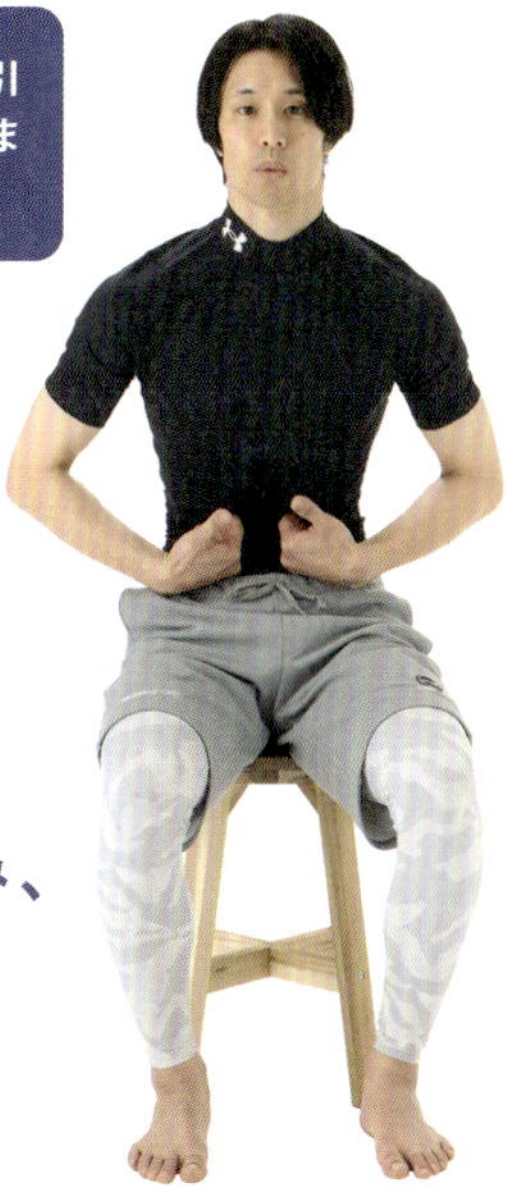

3 指で肋骨をつかみ、
深呼吸をする。

呼吸改善②

肋骨間さすりマッサージ

1 脇腹に手を当てて、
肋骨の間に親指を入れ、
肋骨に沿って、
後ろから前に親指を
すべらせる。

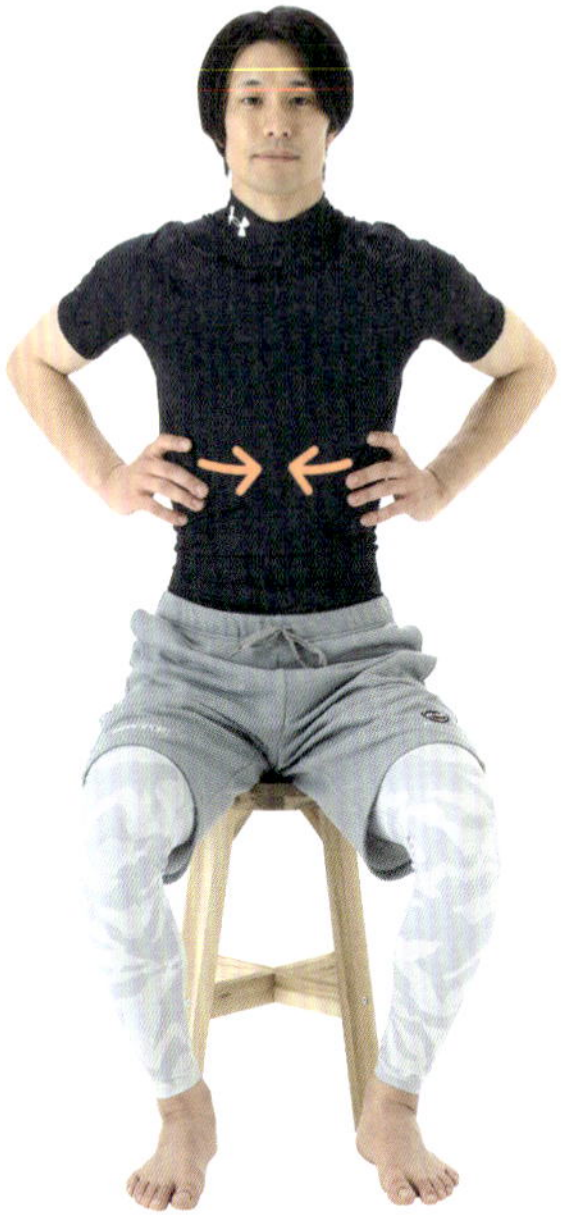

2 親指以外の4本の指で、
側面から肋骨のすきまに
沿ってマッサージする（左右）。

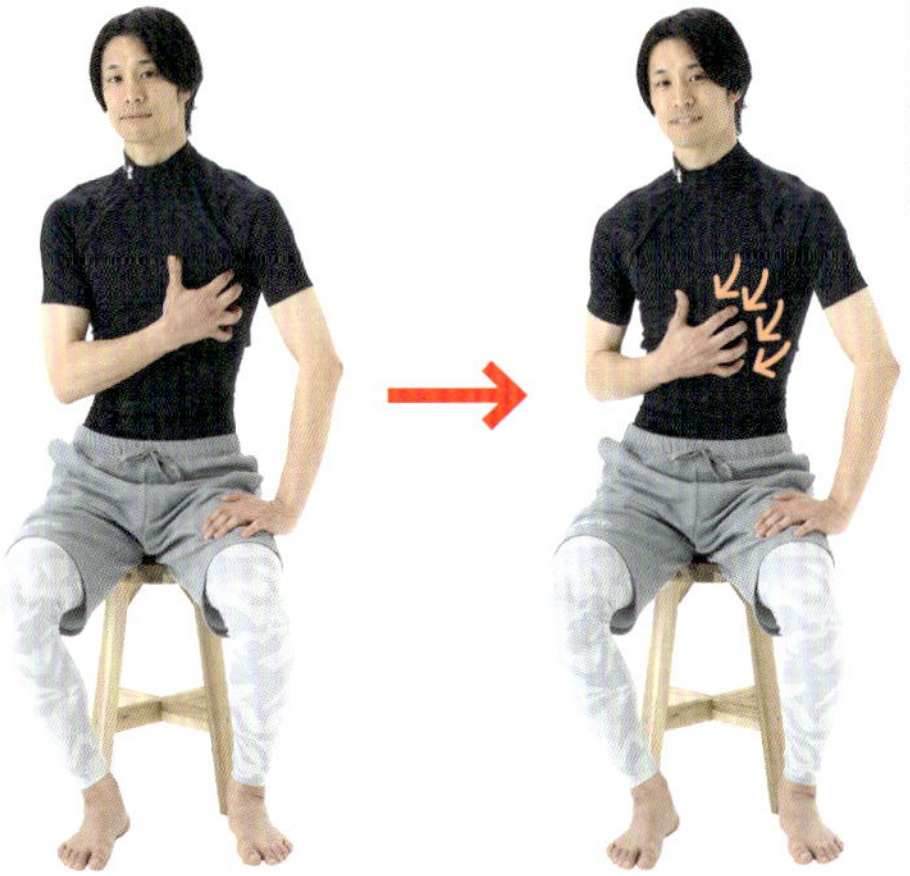

どちらもマッサージの
強さは、さする程度で
OKです。

呼吸改善 ③

体側伸ばしストレッチ

1 脇腹の高い位置（肋骨の下端あたり）を両手でつかむ。

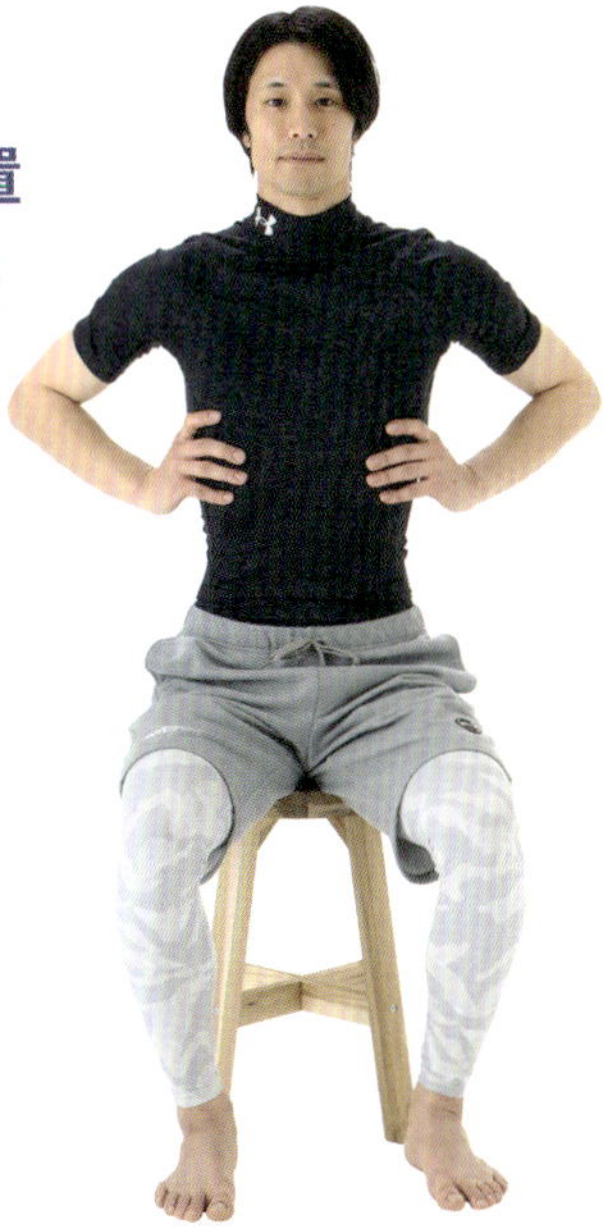

2 脇腹をつかんだまま、片方の側に上体を倒す。

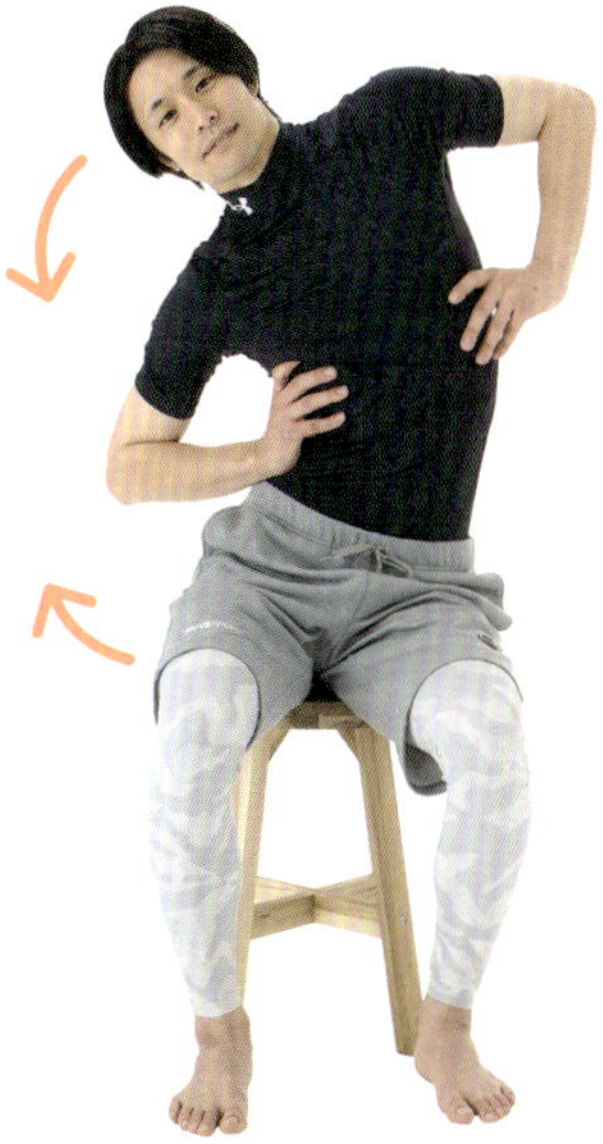

おへそから手のひら分くらい上の高さを軸に動かすイメージで。

体がねじれないように注意!

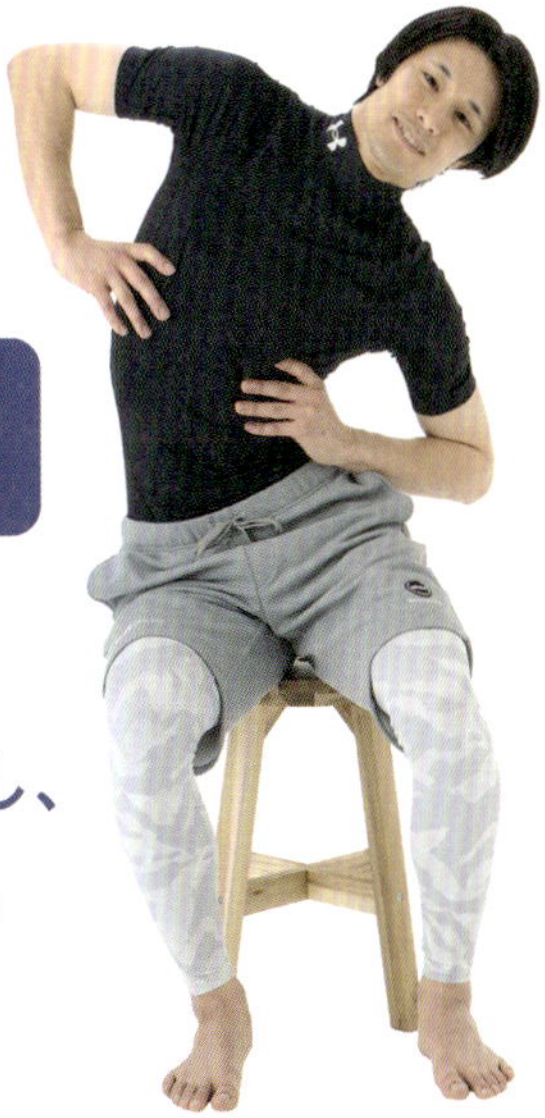

3 元の位置に戻し、反対側に倒す。

おわりに

まずは、この本を手に取ってくださり、本当にありがとうございます。

あなたはこの本を読み終えたところかもしれませんが、「自分のカラダを自分で守る」ためのあなたの「セルフケア」は、いまここからがスタートです。

ページを閉じる前に、少しだけ立ち止まって、この本のなかでご自身に響いたところを振り返ってみてください。

本書を通して伝えたかったのは、ただの情報や知識ではありません。

僕の願いはただひとつ。

あなたがあなたの体と、末永く、いい状態で付き合っていくこと。

それを実現するためのきっかけとして、何かひとつでも心に残るものをお届けできれば……そう思って書いた本です。

ここで、少し僕の話をさせてください。

理学療法士になろうと決めたのは、高校2年生のときでした。

当時はサッカーに人生を捧げるような生き方をしていたのですが、原因不明の貧血を発症。やっと回復してからも、休んでいた分を取り返そうと練習しすぎて股関節を壊してしまい、常に痛みや苦しみと闘っているような高校生活でした。

小学生のころのチームメイトが全国大会で優勝し、朝のニュース番組でインタビューを受ける姿を見て……、「自分はなんて情けないのだろう」と思ったことをいまも鮮明に覚えています。

大学進学を見据えて進路を考えたときに、「いまの自分と同じように、体の痛みで苦しんでいる人を助けられる存在になりたい」と心の底から思うようになりました。

それを実現するために「理学療法士になる」という決意をしたのが、僕のキャリアの始まりです。

大学時代は、死ぬほど勉強や実技の練習をして、実習先や就職先はあえてハードな病院を選びました。

就職してからも、休みの日には勉強会に出たり、別の病院に研修に行ったり……。

とにかく必死に学び、高校時代の自分と同じ思いを抱える人を助けられる自分になるために、修業の日々を過ごしていました。

技術が向上していくにつれて、僕の施術で体の症状が改善する方々が多くなっていきました。

しかし、どれだけ工夫を凝らして施術し、そのときの症状をよくしても、多くの方々はまた病院に戻ってきてしまうのです。

患者さんの苦しんでいる理由も原因もわかる。

体をよくする手立てもある。

なのに、なぜいい状態をキープできないのか？

そう悩む日々のなかで、僕は気づいたのです。

いちばん大切なのは「予防」であり、それを「自分自身」でできるようになること。

それは「したほうがいいこと」ではなくて、人生100年時代を生きるすべての人が「できるようにならないといけないこと」なのだということ。そうして「予防」の段階から僕を必要としてくれる方々と関わるために、個人での活動を始めました。

そんな日々を経て、いま僕が目指しているのは、「僕に関わってくれた方々の健康寿命を延ばす」ことです。

そのために、整体師として施術をしていますが、「健康寿命を延ばす」「自分の体と末永く付き合えるようにする」を実現してもらうためには、僕の施術だけでは絶対に足りません。

なぜなら、慢性的な体の不調や痛みは「日々の姿勢や動き方で積み重なる負担」で起こるからです。

だからこそ、絶対に必要なのは「自分のカラダは自分で守る」ことです。

どんな症状でも、必ず改善の余地はあります。

ただ、僕自身がどんなにみなさんの状態をよくしたいと思っても、僕が伝えることに聞く耳を持って、少しでも実践してくれる方でないと、症状を改善することはできません。

それゆえに、本当に僕のことを必要としてくれていて、僕に関わってくれる方は、必ず助けたいと思って活動しています。

この本があなたにとって、この先もともに生きていく体を変える第一歩になることを願っています。

そして、二歩、三歩と、「1日1分セルフケア」で歩みを続けてみてください。

あ、1人で歩くのが不安ですって方は、ぜひSNSなどを通していつでも頼りに来てくださいね(笑)。

本書が、あなたの健康をサポートし並走できたなら、これほどうれしいことはありません。

木村翔太(きむ先生)

木村《きむら》翔太《しょうた》（きむ先生）

理学療法士、整体師。1993年生まれの1児の父。

高校時代、サッカーの練習のしすぎで関節の問題を抱え、挫折をきっかけに、理学療法士を志す。あえて激務の病院に就職し、1日20～30人に施術しながら、勤務時間外に研修や勉強会に参加するなど、4年にわたり修業の日々を過ごす。病院治療に限界を感じ、予防のセルフケアを伝えるため独立。Instagramにて「痛みなく健康に過ごす」というテーマで「なぜその症状が起こるのか」「どうしたら解消されるのか」をわかりやすく伝える投稿が人気を博し、フォロワー25万人超（2025年2月現在）。

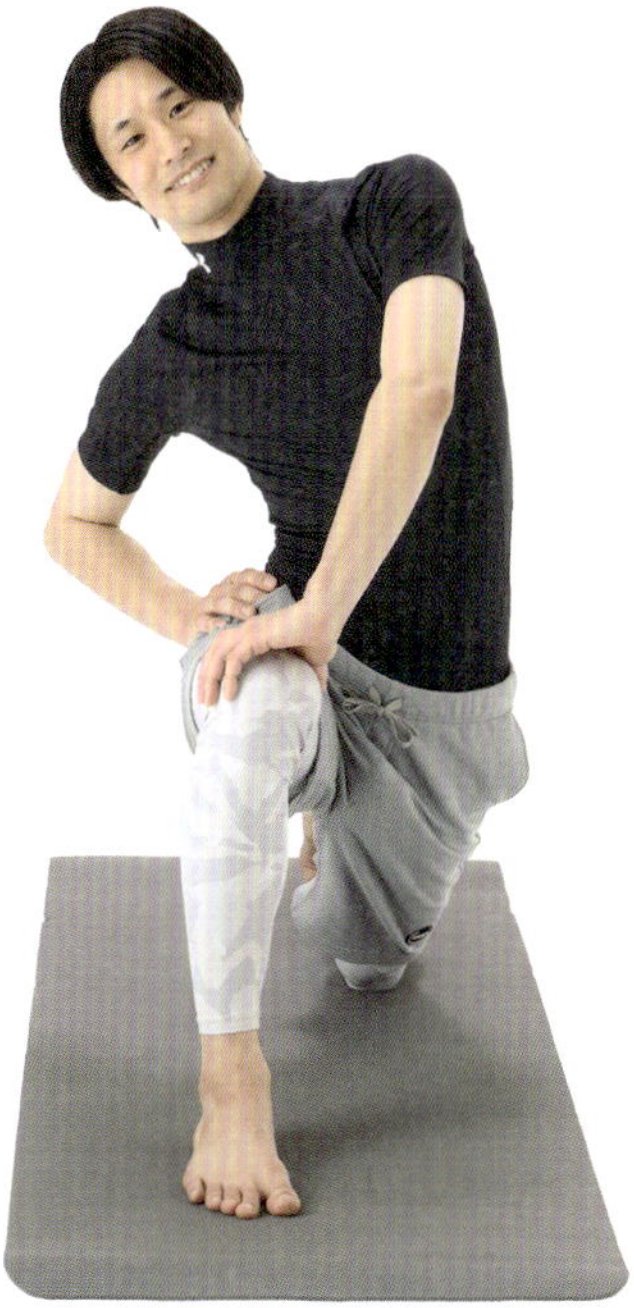

Instagram @pcg_shota

老《お》いをゆっくりにする
1日《にち》1分《ぷん》セルフケア

2025年 3月26日　初版発行

著者　木村《きむら》 翔太《しょうた》（きむ先生《せんせい》）
発行者　山下 直久
発行　株式会社KADOKAWA
〒102-8177　東京都千代田区富士見2-13-3
電話 0570-002-301（ナビダイヤル）
印刷所　TOPPANクロレ株式会社
製本所　TOPPANクロレ株式会社

Printed in Japan　ISBN 978-4-04-607317-4 C0077